Praktische
Tee-Therapie

Volker Fintelmann, Hamburg

45 vierfarbige Abbildungen

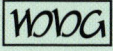 Wissenschaftliche Verlagsgesellschaft mbH Stuttgart

Anschrift des Autors
Prof. Dr. med. Volker Fintelmann
Carl Gustav Carus Akademie Hamburg e.V.
Rissener Landstraße 193
22559 Hamburg
E-Mail: info@carus-akademie.de

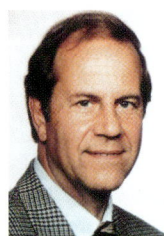

Prof. Dr. med. Volker Fintelmann
Geboren 1935 in Berlin, studierte er von 1955 bis 1960 in Tübingen, Berlin, Heidelberg und
Hamburg Medizin. Promotion 1961, Arzt für Innere Medizin 1968. 1977 erwarb er die Teilgebiets-
bezeichnung Gastroenterologie. Seit 1973 Leitender Arzt der DRK-Klinik Helenenstift in Hamburg,
seit 1977 zusätzlich Leitender Arzt der Medizinischen Abteilung B am Krankenhaus Rissen der
DRK-Schwesternschaft Hamburg e.V., dessen Ärztlicher Direktor und Geschäftsführer er zwischen
1986 und 1996 war. 1996 Verleihung des Ehrentitels Professor durch den Senat der Freien und
Hansestadt Hamburg. Wissenschaftliche Arbeiten vor allem in der Hepatologie, der Phytotherapie
und einer anthroposophisch ergänzten Medizin. In den Jahren 1978 bis 1989 Mitglied der
Kommission E (Phytotherapie) beim ehemaligen Bundesgesundheitsamt in Berlin, seit 1983 als
deren Vorsitzender.

Bibliografische Information Der Deutschen Bibliothek
Die Deutsche Bibliothek verzeichnet diese Publikation
in der Deutschen Nationalbibliografie;
detaillierte bibliografische Daten sind im Internet über
http://dnb.ddb.de abrufbar

ISBN 3-8047-2204-0

© 2005 Wissenschaftliche Verlagsgesellschaft mbH,
Birkenwaldstr. 44, 70191 Stuttgart
Printed in Germany
Mitarbeit und Redaktion: Dr. Ullmann, München
Satz: Doris Meisl, Allershausen
Druck und Bindung: Kösel Buch, Altusried-Krugzell
Umschlaggestaltung: Atelier Schäfer, Esslingen

Vorwort

Das Buch wendet sich an alle Ärzte, Apotheker und Heilpraktiker, denen die Naturheilkunde als ein unentbehrlicher Bestandteil einer modernen und Mensch bezogenen Medizin wichtig ist, und deren Anliegen es zugleich ist, dem Rat suchenden Patienten/Klienten ein fachlich fundierter Ratgeber zu sein. Es ergänzt die vorhandene Literatur, indem es eine Lücke durch die Darstellung einer zeitlosen Modernität der Tee-Therapie aus *ärztlicher* Sicht füllen will.

Zwei Entwicklungen haben in letzter Zeit den Stellenwert der medizinischen Tees im Alltag erhöht: Das Gesundheitswesenmodernisierungs-Gesetz (GMG), das seit 2004 die Anwender/Patienten dazu zwingt, rezeptfreie Medikamente selbst zu bezahlen (von der Ausgrenzung aus der Erstattung sind fast alle Naturheilmittel betroffen) und der aufkommende Wandel in der Beurteilung der Salutogenese.

Nicht zuletzt unter dem seit Jahren wachsenden Kostendruck entwickelten immer mehr Menschen das Bewusstsein, dass die Erhaltung der Gesundheit ein größeres Gut darstellt, als eine erfolgreiche Behandlung von vermeidbaren Krankheiten. Immer mehr Bürger schließen sich deshalb der Forderung nach mehr Selbstverantwortlichkeit des Einzelnen für seine Gesundheit an. Auch dem mündigen Patienten werden jedoch Arzt und Apotheker unverzichtbare Ratgeber bleiben, da erst ihr Fachwissen im Hinblick auf Sinn und Nutzen der Naturheilmittel in der Selbstmedikation bzw. Selbstbehandlung zum optimalen Erfolg verhilft.

Medizinische Tees sind eine der ältesten Arzneiformen überhaupt. Ihre Bedeutung wieder hervorzuheben, sie für viele Indikationen als Therapie der ersten Wahl („first line treatment") herauszustellen, ist das Anliegen dieses Buches. Die Tee-Therapie ist eine für die beratungsgestützte Selbstmedikation geradezu ideale Therapieform. Sie ist einfach in der Anwendung, wenig zeitaufwendig, kostengünstig und verhilft dem Anwender während der Zubereitung zu einem Augenblick der bewussten Zuwendung zur eigenen Gesundheit. Die Tasse oder der Becher Tee kann nicht so achtlos und nebenbei getrunken werden, wie heute von vielen Patienten die Fertigarzneimittel „eingeworfen" werden. Die Zufuhr von Wärme und Flüssigkeit intensiviert außerdem die heilende Wirkung, zumal mit Wasser seit alters her auch Leben und Vitalität assoziiert werden.

Bei der Tee-Therapie dominieren heute zurecht die Fertigtees. Sie sind in Form von Teebeuteln fertig portioniert und ermöglichen so eine einfache Zubereitung. Die im Buch dargestellten Sidroga-Tees wurden aus der persönlichen Erfahrung des Autors als Beispiele ausgewählt. Doch auch die freie Tee-Rezeptur sollte wieder gefördert werden.

Die in diesem Buch verwendeten Beispiele für freie Rezepturen entstammen weitgehend der großen Erfahrung des Nestors der deutschen Phytotherapie, Rudolf Fritz Weiß, ergänzt durch die eigenen praktischen Erfahrungen und Modifikationen des Autors. In dem „Lehrbuch der Phytotherapie" (siehe Literatur) finden sich weitere zahlreiche Beispiele und Anregungen.

Alle Empfehlungen, speziell auch die Dosierungsangaben, stützen sich einerseits auf die persönlichen praktisch-ärztlichen Erfahrungen des Autors, andererseits entstammen sie der zeitgemäßen Literatur. So sind beispielsweise die Angaben zu Kinderdosierungen der Anleitung „Kinderdosierungen von Phytopharmaka" der Kooperation Phytopharmaka entnommen.

Frühjahr 2005   *Volker Fintelmann*

1 Der Stellenwert medizinischer Tees in der Praxis

Es mag wie ein Anachronismus anmuten, über den Stellenwert medizinischer Tees nachzudenken und dieser Therapieform sogar einen eigenen Wert in der Praxis einzuräumen, während die Medizin ihre Wissenschaftlichkeit immer stärker auf eine einzige Form der Evidenz gründet (Evidence based medicine = EBM). Zumal der Gesetzgeber mit dem Gesundheitsmodernisierungsgesetz (GMG) dafür gesorgt hat, dass selbst die meisten modernen Phytopharmaka es nicht mehr für Wert befunden werden, in das Therapieangebot der gesetzlichen Krankenversicherungen (GKV) in Deutschland aufgenommen zu werden. Mit Ausnahme von Kindern bis zum vollendeten 12. Lebensjahr bzw. Jugendlichen mit Entwicklungsstörungen bis zum vollendeten 18. Lebensjahr dürfen sie nicht mehr auf Kassenrezept verordnet werden.

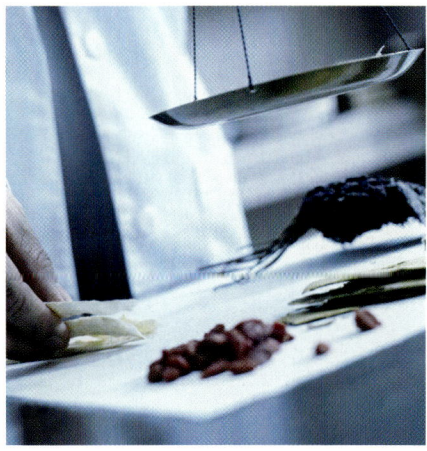

Der Stellenwert medizinischer Tees
in der Praxis ist unbestritten

Diese Ausgrenzung fand ungeachtet der dokumentierten Qualität und rationalen Dosierung vieler dieser Präparate statt, ohne Rücksicht darauf, ob es sich um gut beforschte Arzneimittel oder nicht untersuchte Präparate handelt und trotz der vielen wissenschaftlichen Belege, die es für die pharmazeutische Qualität und Wirksamkeit rational begründeter Phytopharmaka gibt. Die Datenlage einiger Spezialextrakte ist sogar im Sinne der EBM absolut befriedigend, auch das wurde nicht mit in Betracht gezogen. Stattdessen wurde diesen Medikamenten ihre gute Verträglichkeit zum Verhängnis. Gerade wegen des geringen Risikos, das von ihnen ausgeht und der guten Compliance, die durch alle Erhebungen bestätigt werden konnte, müssten doch Phytopharmaka bei der Behandlung zahlreicher Krankheiten – nämlich aller jener, bei denen sie bisher mit Erfolg angewandt wurden – als Therapie der ersten Wahl gelten.

Ähnliche Tendenzen zeichnen sich auch bei der Bewertung von Erkrankungen ab. Bestimmte Indikationen sind bereits mit der Einführung der Negativliste aus dem Versicherungskatalog der GKV ausgeschlossen und in die Eigenverantwortung der Betroffenen übertragen worden, zu mindestens in finanzieller Hinsicht. Zunächst waren nur solche Störungen der Gesundheit davon betroffen, die etwas geringschätzig und semantisch falsch als „Befindlichkeitsstörungen" bezeichnet wurden. Inzwischen bezieht sich der

Ausschluss auch auf „echte Krankheiten", nämlich auf Indikationen wie beispielsweise die Bronchitis, unspezifische Durchfallerkrankungen oder die funktionelle Dyspepsie, also ein Vielzahl von Verdauungsstörungen. Die Solidargemeinschaft will nur noch für die Versorgung von schwerwiegenden Erkrankungen oder späten Stadien chronischer Leiden aufkommen.

Abgesehen davon, dass es medizinisch falsch ist, ist diese Vorgehensweise auch unter wirtschaftlichen Gesichtspunkten verfehlt. Die beste Therapie ist – das weiß man bereits seit der Antike – die Prophylaxe. Bleiben dagegen prämorbide und frühe Stadien von Erkrankungen unbeachtet, muss dies zwangsläufig zu einer steigenden Zahl schwerer Fälle führen. Deren Behandlung dürfte dann, allein nach der Evidenz des gesunden Menschenverstandes, teurer kommen. Einige Studien aus dem Bereich der Gesundheitsökonomie belegen dies inzwischen und dem entsprechen auch die trotz der fortschreitenden Ausgrenzung steigenden Kosten der medizinischen Versorgung!

Der offensichtliche Misserfolg der bisherigen Vorgehensweise, welche die Phytotherapie in jeder Form diskriminierte, führt zu der Frage, ob die Entscheidungsträger – zu denen nicht nur Gesundheitspolitiker sondern leider auch Standesvertreter der Ärzteschaft gehören – die Idee der medizinischen Evidenz überhaupt verstanden haben. Heute lässt die auf Evidenz gegründete Medizin nur solche statistisch gesicherten Untersuchungsergebnisse gelten, die möglichst in großer Unabhängigkeit von einer ärztlichen Beurteilung entstanden. Man spricht dabei zu Recht von *äußerer* Evidenz. David Sackett, der als erster EBM als Ausdruck einer modernen Wissenschaftsmethodik in der Medizin beschrieb, hatte in seinem Konzept allerdings die Bedingung aufgeführt, diese äußere durch eine innere Evidenz zu ergänzen, weil erst beide zusammen die medizinische Wirklichkeit ergäben.

Innere Evidenz bedeutet therapeutische Erfahrung, und zwar in mehrerer Hinsicht:
- die des praktizierenden Arztes oder sonstigen Therapeuten,
- die des beratenden Apothekers und
- die des betroffenen Menschen, des Patienten, der die Behandlung an sich erfährt.

In jeder modernen Anwendungsbeobachtung (AWB) beispielsweise werden so die Wirksamkeit und die Verträglichkeit des untersuchten Arzneimittels grundsätzlich und unabhängig voneinander sowohl von dem Verordner als auch von dem Anwender beurteilt.

Die Urteilsfähigkeit ist in jedem Erkenntnisprozess eine wichtige – wenn nicht gar die wichtigste – Qualifikation der Beteiligten. Sie baut neben dem notwendigen Basiswissen vor allem auf Erfahrung. Und zwar auf eine Erfahrung, die sich nur durch häufige Wiederholungen aufbauen lässt. Aus experimentellen Wissenschaften kennen wir diese Vorgehensweise sehr gut, hier ist es selbstverständlich, dass Untersuchungen reproduziert werden, um die Schlüssigkeit der Ergebnisse durch die wiederholte „Erfahrung" zu untermauern. Insofern ist jede gute Wissenschaft auch eine Erfahrungswissenschaft und jede Medizin notwendigerweise Erfahrungsmedizin, was Sackett wusste und in seine EBM-Konzeption auch integrierte. Wissenschaft und Erfahrung sind somit keine sich ausschließenden Gegensätze, sondern notwendige Ergänzungen im Blick auf die Wirklichkeit.

Warum diese scheinbar das Thema höchstens streifende Betrachtung? Weil die Therapie mit medizinischen Tees ein besonderer Ausdruck einer Erfahrungsmedizin ist, welche sich auf jahrhundertealtes Wissen stützt. Der medizinische Tee ist eine der ältesten uns bekannten Arzneiformen. Es gab ihn lange bevor eine moderne Pharmakologie entstand, lange vor einer EBM, und es wird ihn sicher auch dann noch geben, wenn diese beiden Wissenschaftsansätze bei der Behandlung von Erkrankungen längst vergessen und durch andere Erkenntnismethoden in der Medizin ersetzt worden sind. So wie Hans Sachs in den Meistersingern Richard Wagners die neue, drängende Welt der Aufklärung gemahnt: „Verachtet mir die Meister nicht", möchte ich meine ärztlichen Kollegen warnen: Verachtet nicht eine der ältesten und unzählige Mal angewendeten Arzneiformen, den medizinischen Tee!

1.1 Der medizinische Tee – Therapie der 1. Wahl

Was wird nun unter dem Begriff „medizinischer Tee" genau subsumiert? Ein medizinischer Tee ist ein pharmazeutisch definierter Drogenextrakt, für den eine bestimmte Indikation dokumentiert werden konnte, und der die Bedingungen von nachweisbarer pharmazeutischer Qualität, therapeutischer Unbedenklichkeit und guter Verträglichkeit erfüllt (siehe auch S. 183). Abzugrenzen davon sind die diätetischen Tees, die vor allem die Aufgabe einer ausreichenden Flüssigkeitszufuhr in einer unbedenklichen Form erfüllen, und Tees, die ausschließlich dem nutritiven Genuss dienen.

Wurde der am Anfang festgestellte scheinbare Anachronismus der Tee-Therapie als provokativ empfunden, muss es die Forderung, medizinische Tees bei vielen Indikationen wieder als Mittel der ersten Wahl zu betrachten, umso mehr sein. Aber gerade in einer Zeit, in der eine stärkere Mitverantwortung des Menschen als Patient gefordert wird und in der unabhängig davon Patienten immer deutlicher ihr Bedürfnis nach Selbstbestimmung auch in der Behandlung zum Ausdruck bringen, wird es sich zeigen, wie sehr die Arzneiform des Tees jene Bedingungen erfüllt, welche seine primäre Anwendung rechtfertigen.

Natürlich kommt es dabei auf die jeweilige Indikation an, und darauf, was von einer medikamentösen Therapie erwartet wird. Soll sie konkrete Befunde möglichst rasch verändern, z.B. ein erhöhtes LDL-Cholesterin „normalisieren"? Soll sie die Effekte von zu ausgeprägten oder zu schwachen körpereigenen Funktionen abblocken bzw. substituieren? Oder soll sie eher auf den Organismus synergistisch einwirken, um so in die physiologische Intensität regulierend einzugreifen? Will ich ein Symptom rasch beseitigen oder versuche ich den Organismus durch langsame Umstimmung dazu zu bringen, auch unabhängig von einer Arzneiwirkung wieder „gesund zu funktionieren"?

Der medizinische Tee entwickelt in der Regel keine Wirkung vergleichbar den starken chemisch-synthetischen Medikamenten. Seine Effekte müssen vielmehr stets im Zusammenhang mit den körpereigenen Funktionen betrachtet werden. Er wirkt regulierend, hilft also diese Funktionen wieder zu ordnen. Insofern ist eine notwendige Voraussetzung seiner Wirkung, dass diese Funktionen vorhanden und „ansprechbar" sind. Sie dürfen also nicht bereits derart dereguliert sein, dass sie auf die von außen kommenden Anregungen gar nicht mehr reagieren können. Müssen dagegen Körperfunktionen sogar ersetzt bzw. durch Maschinen übernommen werden, wie es beispielsweise in der Intensivmedizin der Fall ist, kommt ein medizinischer Tee als Therapeutikum nicht in Frage.

Trotzdem können medizinische Tees durchaus auch im Rahmen der Akutmedizin zum Einsatz kommen, da sie bei einer Reihe von Indikationen ihre stärkste Wirksamkeit gerade bei akuten Störungen bzw. in akuten Stadien der Erkrankung entfalten. Für eine Reihe akut auftretender Störungen ist die starke Reaktion des Organismus, die für den Einsatz medizinischer Tees so wichtig ist, geradezu charakteristisch. Deshalb kann man gerade hier mit einem medizinischen Tee besonders gut anknüpfen. Bei stark chronifizierten Leiden dagegen wird ein medizinischer Tee kaum ein Mittel der ersten Wahl sein können, hier hat er nur eine adjuvante Bedeutung. Will man bei solchen Erkrankungen phytotherapeutisch intervenieren, wird man besser auf eines der modernen Phytopräparate zurückgreifen. Es handelt sich in der Regel um Spezialextrakte, die als rationale Phytopharmaka zum Einsatz kommen. Dennoch kann der medizinische Tee eine wichtige Begleittherapie sein.

Ein weiterer Aspekt für die primäre Therapie mit medizinischen Tees hängt mit deren überwiegend großer therapeutischer Breite und guter Verträglichkeit zusammen. Dadurch sind sie für Kinder und Jugendliche bzw. für alte Menschen besonders geeignet. Das gleiche gilt auch für Patienten, die sich in einem stark geschwächten Allgemeinzustand befinden, wie beispielsweise Patienten in der Rekonvaleszenz nach schwereren Erkrankungen. Aus der immunologischen Forschung wissen wir, dass sich das Immunsystem in der Kindheit und der Jugend erst allmählich ausbildet und spezialisiert, im Alter zeigt es sich physiologisch schwächer. Ähnliches gilt für vielerlei körperliche und seelische Belastungen (Krankheit, Unfall, Operation, Stress).

Auch während einer Schwangerschaft, wenn jede Arzneimittelverordnung besonders gut überdacht werden muss, ist der medizinische Tee oft das Mittel der Wahl. Daraus darf jedoch nicht das Missverständnis entstehen, dass medizinische Tees immer unschädlich sind. Was Wirkung zeigt, kann auch unerwünschte Nebenwirkungen hervorrufen. Beim medizinischen Tee ist dies vor allem dort der Fall, wo es zu unerwarteten immunologischen Interaktionen kommt. Einer der Aspekte, die bei der Verordnung eines pflanzlichen Medikaments – also auch eines medizinischen Tees – beachtet werden müssen, ist daher die Frage, ob mit einer allergischen Reaktion oder einer Unverträglichkeit gerechnet werden kann. Solche Reaktionen sind zwar äußerst selten, bei bestimmten, dafür prädestinierten Patienten können sie aber zu sehr unangenehmen Effekten bis hin zu schwerwiegenden Komplikationen führen. Unverträglichkeiten sind den Betroffenen in der Regel zwar bekannt, müssen aber dennoch abgefragt werden. Bei allen anderen Patienten gilt jedoch, dass sich pflanzliche Arzneimittel – und vor allem die medizinischen Tees – insgesamt durch ihre sehr gute Verträglichkeit auszeichnen.

Zum Schluss noch ein Wort zur Selbstmedikation: Medizinische Tees sind Arzneimittel, sie stehen im Zusammenhang mit bestimmten Indikationen, die wiederum durch bestimmte Konstellationen von Befunden und Symptomen charakterisiert sind. Um hier möglichst den Schlüssel passend zum Schloss zu finden, bedarf es Erfahrung und Wissen. Beides ist einem Laien, der sich urteilsfähig gemacht hat, zunächst keineswegs abzusprechen. Viel häufiger wird jedoch die Notwendigkeit bestehen, dass ein professionell ausgebildeter und durch Praxis erfahrener Behandler die Initiative und Verantwortung übernimmt. Das sind vor allem Ärzte, in vielen Fällen können es aber auch Apotheker oder Heilpraktiker sein.

Alle drei Professionen sollten sich deshalb für diese Arzneiform interessieren und sich über den neuesten Stand des Wissens in diesem Therapiesegment kundig machen. Dieses Buch kann ihnen dabei helfen.

1.2 Zusammensetzung medizinischer Tees

Wie stellt man sinnvollerweise einen medizinischen Tee zusammen? Handelt es sich um eine einzelne Teedroge, ist die Antwort schon gegeben. Viele Tees sind allerdings keine Monotherapeutika, sondern Zusammenstellungen verschiedener Drogen mit unterschiedlich großen Anteilen, also streng genommen Kombinationen (species).

Dabei sollte bewusst werden, dass Kombination hier nicht einfach Mischung bedeutet, sondern Rezeptur. Eine Rezeptur trägt Teile zusammen, die als Ganzes ein sinnvolles Neues ergeben, welches der zu behandelnden Situation („Indikation") möglichst optimal entspricht. Dazu tragen die beteiligten Drogen unterschiedlich bei. Zum Basismittel, das tragend für die Wirksamkeit *(Remedium cardinale)* ist, werden weitere Drogen zur Unterstützung der Wirkung hinzugefügt *(Adjuvans)*. Weitere Kombinationspartner sind dazu bestimmt, vorliegende Einseitigkeiten oder Schwächen der wirksamkeitsbestimmenden Drogen, z.B. schlechten Geschmack oder Geruch, auszugleichen *(Korrigens)*. Zusätzlich kann man noch einfachere Füllmittel *(Konstituens)* hinzufügen, sie geben dem Tee eine lebhafte Farbe oder runden die Mischung ab.

Bei der Komposition einer Teemischung muss weiter beachtet werden, ob sich die verschiedenen Teeanteile richtig zueinander verhalten, z.B. ob sie die gleiche Art der Zubereitung erfordern und ob ihre Lagerung und die Haltbarkeit miteinander vereinbar sind. Nur im Ausnahmefall wird man beispielsweise eine Wurzeldroge mit einer Blütendroge zusammenstellen, zu verschieden ist die Art ihrer „Extraktion" (siehe auch Kapitel 3).

Ein typisches Beispiel eines gelungenen, leicht abführenden Tees bei chronischem Gallenleiden, sei hier angeführt:

Remedium cardinale	Taraxaci herb. cum rad.	30,0
Adjuvans	Frangulae cort.	10,0
Korrigens	Menthae pip. fol.	10,0
Konstituens	Stoechados flor.	10,0

Misce fiat species (M.f.spec.)

Ganz wichtig ist natürlich auch die Qualität der jeweiligen Droge. Dazu zählt deren Frische, die Art des Anbaus, der Zeitpunkt der Ernte, die Schnittgröße usw. (siehe Kapitel 3). Die in den Apotheken angebotenen Tees erfüllen alle die Vorschriften der Arzneibücher und deren Ergänzungen und Verordnungen, haben also eine Arzneibuch-Qualität. Deshalb ist es dringend empfehlenswert, medizinische Tees ausschließlich in der Apotheke zu kaufen.

1.3   Anleitung zur freien Tee-Rezeptur

Trotz der Vorteile, die Fertigtees in portionierten Beuteln bieten, wird der Arzt, Heilpraktiker oder Apotheker beim medizinischen Tee gerne auch einmal zur freien Rezeptur greifen. Diese Teeform ermöglicht ihnen, auf die Individualität des Patienten und seine vielleicht vom Typischen abweichende Symptomatik gezielt einzugehen. Einige Rezeptur-Vorschriften seien hier kurz erläutert, die sich in den Beispielen freier Rezepturen in den einzelnen indikationsbezogenen Kapiteln entsprechend wieder finden.

- Die Verordnung und Zusammenstellung verschiedener pflanzlicher Drogen sollte, vergleichbar den Extraktpräparaten, rational begründet sein.
- Antagonisierende Wirkungen sollten beachtet und ausgeschlossen werden.
- Die Qualität der Drogen ist für die therapeutische Wirksamkeit ausschlaggebend.
- Ein oder zwei Hauptmittel können durch adjuvant die Wirksamkeit unterstützende Drogen ergänzt werden, eventuell auch durch ein Geschmacks- oder Geruchskorrigens und gelegentlich auch durch ein Füllmittel (Konstituens), siehe Kapitel 1.2.
- Die Zubereitung ist exakt anzugeben.
  Blätter, Blüten und Samen sollten in der Regel heiß (mit kochendem Wasser) übergossen werden; Wurzeln, Rinden und Hölzer dagegen entweder über längere Zeit (10 bis 15 Minuten) gekocht oder kalt angesetzt und dann kurz aufgekocht werden. Für die Art der Zubereitung ist das Haupt- oder Basismittel ausschlaggebend.
- Die Dosierung muss genau beschrieben werden.
  Im allgemeinen 1 bis 3 Teelöffel auf eine Tasse Wasser (− 150 ml); je nach Indikation wird die Tagesdosis einmalig getrunken oder mehrfach über den Tag verteilt. Auch darf der Hinweis nicht fehlen, für welchen Zeitraum die Anwendung vorgesehen ist.

Folgende allgemeine Abkürzungen werden für die Rezeptur verwendet:

Rp.	Recipe (als einleitende Formel bei jeder Rezeptur)
aa	ana partes aequales („zu gleichen Teilen" bei mehreren Bestandteilen)
M.f.	Misce fiat („Mische und mache daraus"...die Arzneiform), z.B. Spec. = species, Tee (in anderen Fällen pulv. = Pulvis, Pulver; ungt. = Unguentum, Salbe usw.)
D.S.	Da Signa (= Gib [dem Patienten] und Kennzeichne [die Arznei]) = die eigentliche Dosierungsanweisung

Die Drogen werden grundsätzlich in der Reihenfolge lateinische Bezeichnung, Teil der Pflanze und Menge jeweils abgekürzt angegeben, z.B.

Absinthii herb.   30,0

Menth. pip. fol.   20,0   usw.

Beispiele:

herb.	herba	= Kraut
fol.	folium/folii	= Blatt/Blätter
flos/flor.	flos/flores	= Blüte/Blüten
cort.	cortex	= Rinde
rad.	radix	= Wurzel
sem.	semen	= Samen

1.4   Einige Bemerkungen zur Anwendung

Bei der Anwendung ist darauf zu achten, dass der Tee gut warm getrunken wird, jedoch nicht zu heiß. Der Patient sollte ihn langsam, schluckweise trinken, denn sich ein wenig Zeit zu nehmen gehört zu dieser besonderen Arznei. Nicht umsonst wird den Tees auch eine psychogene Wirkung zugesprochen. Das „Teeritual" ist mit dazu geeignet, Leib und Seele in ein rechtes Verhältnis zu bringen und psychisch ausgleichend zu wirken.

Je nach Verordnung werden eine bis zwei Tassen oder ein Becher, ein bis mehrmals täglich getrunken. Der Tee kann auch, je nach Empfindung, etwas gesüßt werden. Idealerweise empfiehlt sich hierfür Honig, aber auch Kristallzucker oder Süßstoff sind möglich. Trotzdem sollte man versuchen, den Patienten davon zu überzeugen, den Tee besser so zu trinken, wie er ist. Eine wirksamkeitsbestimmende Bitterwirkung beispielsweise wird durch Süßen abgeschwächt. Auch der typische Geschmack und Geruch von ätherischem Öl sollte für sich wirken können.

Die Dauer der Therapie kann, je nach Indikation, sehr unterschiedlich sein. Von einem Wermut-Tee, wenn er einen dumpfen Kopf wieder klarmachen soll, wird man in der Regel nur einen Becher brauchen. Wird er nach einem akuten fieberhaften Infekt verordnet, um die Rekonvaleszenz zu fördern, wird er vielleicht eine Woche lang getrunken. Liegt jedoch eine schon länger bestehende Verdauungsstörung vor, kann die Anwendung auch Wochen oder Monate dauern. In solchen Fällen sprechen wir von einer Tee-Kur.

In jedem Falle gehört es zu einer sorgfältigen Rezeptur, auch die Dauer der Anwendung aufzuführen. Für das im Abschnitt 1.2 angeführte Beispiel eines Tees bei chronischem Gallenleiden mit leicht abführender Wirkung müsste die Verordnung daher noch folgendermaßen ergänzt werden:

> M.f.spec. D.S. 1 Teelöffel mit 150 ml kochendem Wasser übergießen, 15 Minuten ziehen lassen, abseihen.
>
> Morgens nüchtern und abends vor dem Schlafengehen je 1 Tasse (Becher) warm trinken, ca. drei Wochen lang.

Alles zusammengenommen lässt sich erkennen, wie sehr die Tee-Therapie eine individuelle Verordnung und Anwendung ermöglicht und wie stark sie auf die Individualität des Patienten und seine spezielle Symptomatik angepasst werden kann.

1.5 Die richtige Dosierung medizinischer Tees

Und damit kommen wir zu der immens wichtigen Frage der Dosierung medizinischer Tees. Diese muss sicher nicht so exakt bestimmt werden wie beispielsweise bei einem Fertigpräparat aus Pflanzenextrakten, spielt aber dennoch für die erwünschte Wirkung eine wichtige Rolle.

Auch die Monographien der Kommission E beim ehemaligen Bundesgesundheitsamt (heute BfArM) haben bei der Dosierung eine Angabe gemacht, wenn bei einer Droge auch der Tee als Verabreichungsform in Frage kam. Bei Rezepturen ist das für jede einzelne Droge notwendig. Der große Vorteil gebrauchsfertiger Tees, besonders wenn sie als Aufgussbeutel angeboten werden, liegt gerade darin, dass die Beutel die gewünschte Dosis jeder Droge in jeder einzelnen Tasse garantieren.

Bei der Teezubereitung aus einer Einzeldroge gibt es eine Faustregel: Man sollte jeweils die Drogenmenge zwischen einem Tee- und einem Esslöffel nehmen. Man muss dabei berücksichtigen, dass die Trockengewichte zum Teil sehr unterschiedlich sind. Deshalb sollte auch hier die Rezeptur eine klare Anweisungen geben. Zu unterscheiden sind dabei Einzel- und Tagesdosen.

Ganz wichtig ist es, bei Kindern eine angepasste Dosierung vorzunehmen. Die Kooperation Phytopharmaka hat 1998 Richtlinien herausgegeben, die dabei eine sehr gute Hilfestellung leisten. Sie unterscheiden zwischen vier Altersgruppen: Der Säugling im ersten Lebensjahr (0 bis 1 J.), das Kleinkind (1 bis 4 J.), das Vorschul- und Schulkind (4 bis 10 J.) und der Jugendliche (10 bis 16 J.). Je nach Art der Droge oder des Drogengemischs weichen die Dosierungen erheblich von denen des Erwachsenen ab. Das gilt vor allem für Säuglinge und Kleinkinder, bei denen sie durchschnittlich ein Drittel oder auch weniger der Normaldosis betragen. Jugendliche vertragen dagegen fast immer die gleiche Dosierung wie der Erwachsene.

Ähnliches gilt auch für sehr alte Menschen, obwohl hier vergleichbare Berechnungen bzw. Empfehlungen nicht vorliegen. Da auch der alt gewordene Organismus viel empfindlicher reagieren kann als es beim 20- bis 70-Jährigen der Fall ist, kann als Faustregel gelten, dass man bei diesen Patienten die Dosis halbiert oder sie eventuell sogar auf ein Drittel reduziert. Bei Fertigtees lässt man am besten den Beutel einfach eine entsprechend kürzere Zeit ziehen.

1.6   Typische Indikationen

Es kann nicht verwundern, dass für eine primäre Tee-Therapie „weiche" Indikationen angegeben werden, für die häufig auch der Begriff „Störungen" verwendet wird. Da, wo eine Evidenz-basierte Medizin den Ton angibt, werden Indikationen geradezu exzessiv untergliedert und detailliert beschrieben, jeweils gestützt auf „objektive" Befunde laborchemischer, histologischer, immunologischer oder anderer Untersuchungen. Der derzeit gültige ärztliche Diagnosenkatalog (ICD-10) zeugt von dieser Denkart, in der der subjektive Anteil des Menschseins keinen Platz hat.

Die komplementären medizinischen Ansätze, zu denen man die Phytotherapie – also auch die Anwendung von Tees – zählen kann, behalten dagegen stets die Ganzheit eines Menschen im Auge. Und diese manifestiert sich neben den objektiv darstellbaren Befunden auch in der Befindlichkeit des Patienten. Das subjektive Befinden stellt dann die Verbindung zwischen der organischen Funktionswelt und der jeweiligen Gestimmtheit eines Individuums dar, sie ist der Ausdruck des Wechselverhaltens von Leib und Seele (Psychosomatik), aber auch aller immunologisch oder endokrin gesteuerten, den vitalen Funktionen übergeordneten Regulationen. Darüber hinaus schafft sich die individuelle Person noch in der geistigen Präsenz einen Ausdruck. Der wird allerdings von der modernen, nur auf Messwerte fixierten Medizin höchstens als Vigilanz wahrgenommen.

Jede Krankheit manifestiert sich schwerpunktmäßig in einer dieser drei Ebenen. Deshalb sprechen wir auch jeweils von einer psychosomatischen, funktionellen oder organischen Erkrankung. Gleichzeitig können wir jede Erkrankung nach ihrem Verlauf charakterisieren und dementsprechend von dispositionellen, latenten und manifesten Stadien sprechen. In jedem Fall „stört" aber jede Krankheit auf jeder Ebene in jedem Stadium auch die gesunden organischen („physiologischen") Abläufe. Insofern ist der für die Tee-Therapie verwendete Begriff einer *Störung* umfassender zu verstehen und gerade nicht diminuitiv gemeint.

2 Typische Indikationen

2.1 Verdauungsorgane

Die Verdauung ist eine der Schlüsselfunktionen des Organismus, ihr gutes Funktionieren die Grundlage jeder Gesundheit. Indem der Verdauungsapparat den Körper mit Energie und notwendigen Vitalstoffen versorgt, verwandelt er auch in mehreren Schritten „Fremdes" zum „Eigenen". So findet ein Stoff-Wechsel im eigentlichen Sinne statt. Das geschieht nicht ohne die Mitarbeit des Immunsystems – über die Verdauung wird auch das Immunsystem aktiviert. Das erklärt, warum bei der Behandlung aller Leiden, die mit Störungen im Immunsystem einhergehen – insbesondere bei Autoimmunerkrankungen – die Verdauung stets mit zu berücksichtigen ist. Die Sanierung der Verdauungsorgane ist – auch wenn es in der akademischen Medizin zum Teil anders gesehen wird – daher eine wichtige Basismaßnahme bei der Behandlung *aller* Allergien. Zu einer begleitenden Langzeittherapie eignen sich in solchen Fällen medizinische Tees ganz hervorragend.

Der Prozess der Verdauung umfasst mehrere Schritte: Zunächst findet die Nahrungsmittelzerkleinerung statt, dann deren Lösung, enzymatische Aufschließung und zuletzt die Resorption. Erst am Ende dieses Stoff-Wechsels steht also der im medizinischen Sinne definierte Stoffwechsel. Es ist aber sinnvoller den Begriff breiter aufzufassen, um den ganzen Vorgang, in dem nutritive Stoffe von „Fremd" zu „Eigen" verarbeitet werden, im Auge zu behalten. Außerdem kann nur, wenn alle Stufen dieses Prozesses störungsfrei verlaufen, von einer gesunden Verdauung gesprochen werden.

Auf jeder Stufe des Stoff-Wechsels kann es zu Störungen und Fehlern kommen, je nach Situation bedürfen sie dann jeweils unterschiedliche Behandlungsstrategien.

Im oberen Bereich des Verdauungstraktes zwischen Mund und oberem Dünndarm wird unter Mitarbeit von Leber und Galle sowie der Bauchspeicheldrüse die Nahrung zunächst chemisch aufbereitet.

Den ersten Schritt stellt die Zerkleinerung der Nahrung dar. Viele Patienten, die über Verdauungsprobleme klagen, kauen ihre Nahrung nicht ausreichend. Bei zu grober Nahrung oder ungenügender Einspeichelung kann aber die enzymatische Spaltung nicht vollständig gelingen.

Dann setzt der eigentliche Stoff-Wechsel ein, die Umwandlung von Nährstoff („fremd") zu Menschenstoff („eigen"), der durchaus individuell gesehen werden muss. Im ersten Abschnitt des Verdauungstraktes wird vor allem Stärke mit Hilfe von Ptyalin gespalten.

Im Magen passiert die Nahrung die erste Grenze zwischen Innen und Außen. Die Nahrung wird „gewalkt" und bis zur Löslichkeit weiter verkleinert, gleichzeitig beginnt mit Hilfe von Pepsin die Eiweißverdauung.

Portionsweise wird der so vorbereitete Stoffbrei über den Pylorus des Magenausgangs in den oberen Dünndarm weitergegeben, wo dann die Hauptarbeit geleistet wird. Hier werden alle Nahrungsbestandteile chemisch-enzymatisch bis auf ihre Grundelemente abgebaut, Proteine beispielsweise zu Aminosäuren, Fette zu Fettsäuren und Glycerin usw.

Für die Verdauung der Fette ist die Funktionsfähigkeit der Galle wesentlich, die Verdauung der Eiweiße und Kohlenhydrate geschieht mit Hilfe der Bauchspeicheldrüse. Beide sind auch anatomisch mit dem Dünndarm verbunden.

Den wichtigsten Teil der „Entfremdungsarbeit" im Verdauungsprozess leistet das Immunsystem des Dünndarms, nicht zufällig ist der Dünndarm eines der größten Immunorgane des Körpers. Auch das wichtigste innere Organ, das sich mit Nahrungsverwertung beschäftigt, die Leber, verfügt über ein hochentwickeltes eigenständiges Immunsystem, das Retikuloendothelium. Mit seiner Hilfe trifft der Körper an dieser Stelle die erste – oft lebensrettende – Wahl, was von den zugeführten Stoffen als nützlich eingestuft und weiterverarbeitet werden soll und was auf dem schnellsten Wege ausgeschieden wird. Die Medizin spricht bei diesem Vorgang vom Fremdmetabolismus.

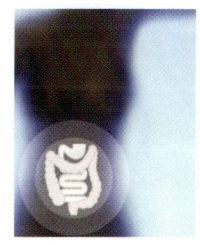

Wie zentral die Bedeutung der Verdauung für unsere Gesundheit ist, kann man auch daran ablesen, dass sie durch ein hochkomplexes Netzwerk gastrointestinaler Hormone reguliert wird.

2.1.1   Verdauungsschwäche, Appetitstörungen
2.1.1.1 Allgemeine medizinische Hinweise

Appetitstörungen sind ein heute weit verbreitetes Phänomen. Besonders bei jungen Menschen sollten sie sehr ernst genommen werden, weil sich auf ihrer Basis leicht eine Essstörung entwickeln kann.

Für die Verdauungsschwäche sind in den meisten Fällen mehrere **Ursachen** verantwortlich. Bei den meisten Patienten beginnt sie bereits im Mund, weil sie die Speisen zu wenig kauen. Die zu wenig zerkleinerten Speisen treffen dann womöglich noch auf zu trockene Schleimhäute des Magen-Darm-Traktes, so dass die Speisen beim Übergang ins Jejunum nicht ausreichend gelöst werden können. Der Verdauungsvorgang kann außerdem durch eine vorhandene Enzymschwäche erschwert werden. Besonders schwerwiegend wirkt sich allerdings die – besonders häufig vorkommende – mangelhafte Gallensekretion aus. Greift man therapeutisch nicht ein, kann sich ein Teufels-kreis entwickeln, der zu einer dauerhaften Beeinträchtigung des gesamten Organismus führt.

Auch die immer häufiger zu beobachtenden **allergischen Phänomene** im Verdauungstrakt (allergische Enteropathien u.a.) sind Ausdruck solcher Verdauungsschwächen. Der nicht genügend umgewandelte Nahrungsstoff reagiert dann als Antigen mit dem Immunsystem der Dünndarmschleimhaut und erzeugt dabei individuell sehr unterschiedliche Symptomatiken, die nicht auf den Verdauungstrakt beschränkt bleiben.

Eine kausale Therapie der Verdauungsschwäche setzt immer bei der **Diätetik** an. Dazu rechnen wir eine „Esskultur", die Regelmäßigkeit und Ruhe bei den Mahlzeiten, ausreichendes Kauen, gepflegte Tischkultur und eine angemessene Qualität der Lebensmittel einschließt. Die individuelle Lebensmittelauswahl und deren richtige Zubereitung kommt hinzu. Einen wichtigen Anteil an der Diätetik haben auch Getränke.

Die Ernährungswissenschaften haben sich zu lange und einseitig nur quantitativen Fragen der Nahrungszufuhr gewidmet. Heute wächst – allerdings bei Laien oft stärker als in Fachkreisen – wieder das Bewusstsein dafür, welch eine wesentliche Rolle die Qualität der Nährstoffe spielt. Je naturbelassener eine Speise oder ein Getränk ist, umso einfacher hat es in der Regel die Verdauung, es zu verarbeiten, und umso weniger wird es zu unerwünschten Ablagerungen von chemischen Stoffen oder zu allergischen Reaktionen kommen.

Die **medikamentöse Therapie** umfasst heute einige synthetische Substanzklassen, welche die einzelnen Funktionen des Verdauungstraktes nachweisbar zu beeinflussen vermögen. Prokinetika beispielsweise stimulieren die Motorik des Verdauungsorgans messbar, Antazida hemmen effektiv die Säureproduktion usw. Der Schwerpunkt der Förderung der Enzymproduktion dagegen, die Schleimhautprotektion und die Stimulierung der Gallensekretion ist die Domäne der Naturheilmittel.

Aus dem Bereich der **Naturheilmittel** haben sich in der Therapie der Verdauungsschwäche vor allem die Bitterstoffdrogen, an erster Stelle der Enzian, bewährt. Zur gleichen Gruppe gehören auch Tausendgüldenkraut, Benediktenkraut oder der Kalmus.

Die Gallebildung in der Leber und die Enzymfreisetzung des Pankreas werden durch die sogenannten **Choleretika** wie Löwenzahn, Wermut, Schafgarbe oder Erdrauch beeinflusst.

Am universellsten einsetzbar ist die Pfefferminze, die geradezu ein „natürliches Modell" der Verdauung darstellt: Sie hat choleretische, karminative und sogar auch antibakterielle Wirkungen und ergänzt dieses Spektrum durch ihre Fähigkeit, an der glatten Muskulatur spasmolytisch zu wirken.

2.1.1.2 Die wichtigsten, für die Behandlung geeigneten Heilpflanzen

Löwenzahn (*Taraxacum officinale* WEB.)

Angewandte Pflanzenteile
Zur Anwendung kommen sowohl Löwenzahnwurzel als auch das Löwenzahnkraut. Meist wird eine Kombination beider Teile gewählt.
Die Droge muss noch vor der Blütezeit geerntet bzw. gesammelt werden.

Wirksame Inhaltsstoffe
Bitterstoffe, vor allem Eudesmanolide und Germacranolide. Weiter Triterpene, Sterole, Carotine und Flavonoide.
Im Kraut sind außerdem bis zu 4,5 Prozent Kalium enthalten.

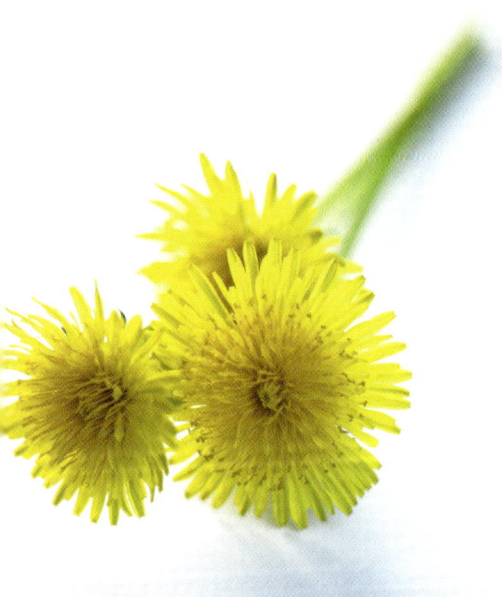

Wirkung
Choleretikum, Diuretikum, Amarum.

Wirkmechanismus
Experimentell bewiesen ist vor allem die cholagogene Wirkung der enthaltenen Bitterstoffe.

Art der Anwendung
Löwenzahn gilt als ein mild wirksames Choleretikum und Amarum. Wegen seines breiten Wirkspektrums wird er vor allem als Kombinationsdroge verwendet, entweder als Tee oder als Extrakt zur oralen Anwendung. Zur Monotherapie gibt es den aus der Volksheilkunde stammenden Presssaft der frischen Pflanze.

Besondere Hinweise
Wie bei allen Bitterstoffdrogen können auch nach Einnahme von Löwenzahnzubereitungen hyperazide Magenbeschwerden auftreten.
Beim Verschluss der Gallenwege, Gallenblasenemphysem oder Ileus darf Löwenzahn nicht eingenommen werden.
Löwenzahn ist ein Korbblütler. Für Personen, die unter einer Korbblütler-Unverträglichkeit leiden, sind sowohl die Droge als auch ihre Zubereitungen kontraindiziert.

Monographie

Von der Kommission E und der ESCOP positiv monographiert. Anwendungsgebiete der Monographie der Kommission E: Störungen des Gallenflusses, Anregung der Diurese, Appetitlosigkeit und dyspeptische Beschwerden.

Dosierung

Die Empfehlung der Monographie der Kommission E lautet: Als Aufguss 1 Esslöffel geschnittener Droge auf 1 Tasse Wasser, als Abkochung 3 bis 4 g der geschnittenen oder gepulverten Droge auf 1 Tasse Wasser.

Lagerungshinweise

Vor Licht und Feuchtigkeit schützen.

Tausendgüldenkraut (*Centaurium erythraea* RAFN.)

Angewandte Pflanzenteile
Die Pflanze gehört zu den Enziangewächsen. Verwendet wird das Kraut der blühenden Pflanze mit Stängeln.

Wirksame Inhaltsstoffe
Kleine Mengen von intensiv schmeckenden Bitterstoffen, die chemisch denen des Enzians nahe stehen bzw. mit ihnen identisch sind.

Wirkung
Reines Amarum.

Wirkmechanismus
Die Bitterstoffe regen die Speichel- und Magensaftsekretion an.

Art der Anwendung
Wegen des intensiven bitteren Geschmacks wird Tausendgüldenkraut vor allem als Kombinationsdroge in Tees verwendet, seltener ist es auch Bestandteil eines Fertigarzneimittels.

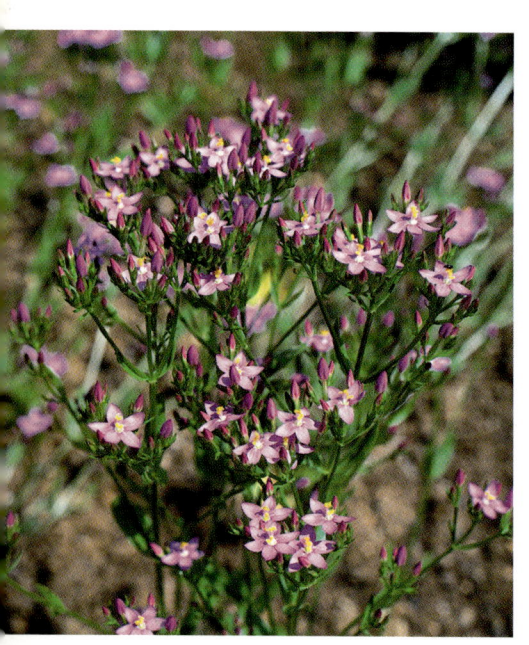

Besondere Hinweise
Magen- und Darmgeschwüre gelten als Kontraindikationen.

Monographie
Von der Kommission E und der ESCOP positiv monographiert.
Anwendungsgebiete der Monographie der Kommission E: Appetitlosigkeit, dyspeptische Beschwerden.

Dosierung
Die Empfehlung der Monographie der Kommission E lautet: Mittlere Tagesdosis 6 g Droge.

Lagerungshinweise
Vor Licht und Feuchtigkeit schützen.

Enzian (*Gentiana lutea* L.)

Angewandte Pflanzenteile
Zur Anwendung geeignet ist ausschließlich die Wurzel des Gelben Enzians. Die Pflanze wird sowohl angebaut als auch wild gesammelt.

Wirksame Inhaltsstoffe
Bitterstoffe aus der Secoiridoidreihe.

Wirkung
Starkes Amarum, Roborans und Tonikum.

Wirkmechanismus
Über die Erregung der Geschmacksnerven wird die Speichel- und Magensaftproduktion reflektorisch gesteigert. In der Literatur sind außerdem cholagoge Effekte beschrieben.

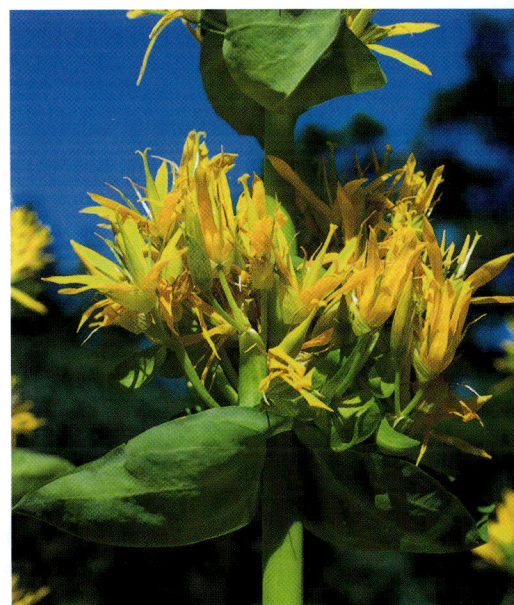

Art der Anwendung
Enzian ist ein kräftiges Bittermittel, für die Monotherapie wird er daher eher selten verwendet. Dafür ist er aber in den meisten zur Appetitanregung bestimmten Kombinationen – sowohl in Tees als auch in Fertigarzneimitteln – enthalten.

Besondere Hinweise
Bei besonders disponierten Personen ist gelegentliches Auftreten von Kopfschmerzen möglich.
Magen- und Darmgeschwüre gelten als Kontraindikationen.

Monographie
Von der Kommission E und der ESCOP positiv monographiert.
Anwendungsgebiete der Monographie der Kommission E: Verdauungsbeschwerden wie Appetitlosigkeit, Völlegefühl, Blähungen.

Dosierung
Die Empfehlung der Monographie der Kommission E lautet: Die mittlere Einzeldosis beträgt 1 g Droge, die mittlere Tagesdosis 3 g Droge.

Lagerungshinweise
Vor Licht und Feuchtigkeit schützen.

Pfefferminze (*Mentha piperita* L.)

Angewandte Pflanzenteile

Angewandt werden ausschließlich die Blätter von aus dem Anbau stammenden Pflanzen. Da Pfefferminze auch nutritiv genutzt wird, ist es für die medizinische Anwendung entscheidend, dass nur Rohstoffe verwendet werden, die den Anforderungen des Arzneibuchs entsprechen. Bei Drogen, die zum nutritiven Massengebrauch bestimmt sind, ist das oft nicht der Fall.

Wirksame Inhaltsstoffe

Ätherisches Öl (mindestens 1 Prozent), Menthol, Gerbstoffe, Flavonoide.

Wirkung

Spasmolytikum, Analgetikum.

Wirkmechanismus

Es gibt eine Reihe von in vitro und in vivo Untersuchungen, die nach Applikation sowohl des ätherischen Öls als auch von Menthol an der glatten Muskulatur des Verdauungstraktes starke spasmolytische Wirkungen zeigen. Die Spasmolyse beruht offenbar auf dem gleichen Mechanismus wie bei den Kalziumantagonisten.

Gleichzeitig führt Pfefferminzöl zu einer Steigerung der Gallenproduktion.

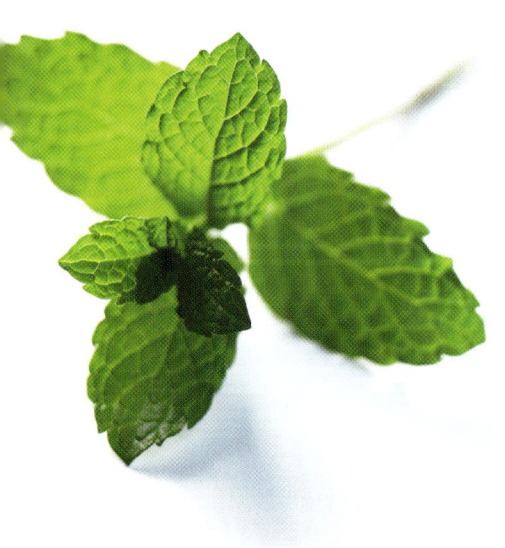

Art der Anwendung

Die Droge wird vor allem als Tee (auch nutritiv) genutzt. Pfefferminzblätter sind ein Bestandteil zahlreicher Teekombinationen, Extrakte aus den Blättern werden genauso als Fertigarzneimittel angewandt wie das reine Pfefferminzöl.

Besondere Hinweise

Geeignet zur Langzeitanwendung.

Monographie

Von der Kommission E positiv monographiert.

Anwendungsgebiete der Monographie der Kommission E: Krampfartige Beschwerden im Magen-Darm-Bereich sowie der Gallenblase und -wege.

Dosierung
Die Empfehlung der Monographie der Kommission E lautet: Die Tagesdosis beträgt bei Einnahme 3 bis 6 g Droge

Lagerungshinweise
Vor Licht und Feuchtigkeit schützen, nicht zu lange lagern (ätherisches Öl!).

2.1.1.3 Art der Anwendung

Die Verdauungsschwäche muss grundsätzlich längerfristig behandelt werden, der Tee sollte deshalb mindestens 4 Wochen, eher länger, getrunken werden. Er soll unbedingt frisch zubereitet sein und gut warm getrunken werden, idealerweise etwa 15 bis 30 Minuten vor der Mahlzeit.

2.1.1.4 Bewährte Rezepturen

Eine Teemischung für die Indikation „Verdauungsschwäche" oder „Appetitlosigkeit" sollte eine bis drei unterschiedliche Bitterstoffdrogen enthalten. Ergänzt werden kann eine solche Kombination noch durch ein sehr leichtes Laxans, das der Anregung der Ausscheidungsfunktion dient, die schon in der Leber beginnt. Je nach der Beschwerdesymptomatik wird eine spasmolytisch wirkende Droge hinzugefügt.

Beispiele für ausgewogene individuelle Rezepturen:
1. Menth. pip. fol. (Pfefferminzblätter)
    Melissae fol. (Melissenblätter)
    Calami rhiz. (Kalmuswurzel)
    Foeniculi fruct. (Fenchel) aa 50,0
    M.f.spec. D.S. Dosierung: 1 bis 2 Teelöffel auf eine Tasse kochendes Wasser, 10 Minuten ziehen lassen, einen bis zwei Monate lang vor den Mahlzeiten warm trinken.

2. Cardui benedicti herb. (Benediktenkraut)
    Absinthii herb. (Wermutkraut)
    Menth. pip. fol. (Pfefferminzblätter)
    Cardui Mariae fruct. (Mariendistelfrüchte)
    Taraxaci rad. et herb. (Löwenzahnwurzel mit Kraut) aa ad 100,0
    M.f.spec. D.S. Dosierung: 1 bis 2 Teelöffel auf eine Tasse kochendes Wasser, 10 Minuten ziehen lassen, drei bis vier Wochen lang vor den Mahlzeiten warm trinken.

2.1.1.5 Fertig-Kombinationen

Medizinische Tees sind auch als Fertigmischungen in der Apotheke zu haben. Sie bieten den Patienten einige Vorteile: Die richtige Dosierung ist gesichert, durch geeignete Verpackung bleiben die ätherischen Öle erhalten und der Tee kann sich nicht entmischen.

Idealerweise umfasst ein solcher Tee für die Indikation „Verdauungsschwäche" eine Kombination aus drei Bitterstoffdrogen (z.B. Enzianwurzel, Tausendgüldenkraut und Löwenzahn), ergänzt durch Corrigentia wie Basilikum oder Anis.

Als ein Beispiel für einen gut begründeten Fertigtee sei der Sidroga Magen-Darm-Anregungstee genannt.

Sidroga Magen-Darm-Anregungstee   (Sidroga)

Zusammensetzung:
Arzneilich wirksame Bestandteile: Löwenzahn, Tausendgüldenkraut, Enzianwurzel. Sonstige Bestandteile: Basilikumkraut, Bitterfenchel, Koriander, Anis.

Anwendungsgebiet:
Magenbeschwerden wie Völlegefühl und Blähungen z.B. durch mangelnde Magensaftbildung; zur Appetitanregung.

Gegenanzeigen:
Magen- und Darmgeschwüre.

Wechselwirkungen:
Keine bekannt.

Nebenwirkungen:
Gelegentlich können bei bitterstoffempfindlichen Personen Kopfschmerzen ausgelöst werden.

Dosierung:
Mehrmals täglich 1 bis 2 Filterbeutel mit 150 ml siedendem Wasser übergießen und 10 bis 15 Minuten ziehen lassen. Vor den Mahlzeiten warm trinken.

Tee-Therapie auf einen Blick

Indikation	Verdauungsschwäche, Appetitmangel
Therapiedauer	mindestens 4 Wochen
Prävention	regelmäßige Mahlzeiten, gutes Kauen
Dosierung	1 Tasse 15 bis 30 min vor jeder Mahlzeit
Anwendung bei Kindern	bis zum Alter von 7 Jahren halbe Dosis der Droge, bei Teebeuteln kürzer ziehen lassen
Anwendung bei Senioren	für Senioren gilt die gleiche Dosierung wie bei Kindern
Geeignete Drogen	Löwenzahn, Tausendgüldenkraut, Enzian, Pfefferminze
Besonders zu beachten	Löwenzahnzubereitungen sind für Patienten mit Verschluss der Gallenwege, akuter Gallenblasenentzündung oder Ileus nicht geeignet Enzian und Tausendgüldenkraut dürfen nicht bei Magen- und Zwölffingerdarmgeschwüren eingenommen werden

2.1.2 Reizmagen
2.1.2.1 Allgemeine medizinische Hinweise

Unter Reizmagen wird heute ein Krankheitsbild verstanden, das sich ausschließlich symptomatisch festmachen lässt. Charakteristisch sind Beschwerden wie krampfartige Oberbauchschmerzen – besonders bei nüchternem Magen – Übelkeit, Aufstoßen und gelegentlich Sodbrennen, die einen großen Leidensdruck erzeugen können. Früher sprach man bei diesem Krankheitsbild meistens von einer „Gastritis". Da sich der „Reizmagen" jedoch gerade dadurch auszeichnet, dass den Beschwerden keine Schleimhautentzündung zugrunde liegt, die Erkrankung also **ausschließlich symptomatisch** verläuft, ist man von dieser Diagnose abgekommen.

Reizmagen beruht vorwiegend auf einer Störung der Magenmotorik, die hier als hyperergisch zu bezeichnen wäre. Die bis zu Spasmen gesteigerte Magenperistaltik hat neben der oben beschriebenen Symptomatik stets auch negative Rückwirkungen auf die Säureproduktion. Sie kann daher auch zu einer „echten" Gastritis führen.

Der Reizmagen ist **eine psychosomatische Erkrankung**. Die Ursachen liegen meist sowohl im psychischen Bereich (Distress, innere Unzufriedenheit, usw.) als auch im somatischen Bereich (z. B. als Folge von Ernährungsfehlern wie dem Konsum stark Säure bildender Getränke wie Kaffee bzw. entsprechender Speisen, vor allem starkem Fettkonsum). Da die Lebensqualität der Betroffenen in der Regel sehr stark beeinträchtigt ist, muss auch ohne einen organischen Befund die Behandlung als dringend notwendig angesehen werden.

Treten die Reizmagen-Beschwerden wiederholt auf, erscheint es sinnvoll – soweit es der Patient bzw. die Patientin (Frauen sind hier wesentlich häufiger betroffen als Männer) zulässt – auch die psychischen Ursachen therapeutisch anzugehen. **Psychologische Maßnahmen** von Entspannungsübungen über Verhaltenstherapie bis hin zu einer psychotherapeutischen Intervention sind hier angezeigt. Zusätzlich sollte in jedem Fall auch eine sinnvolle individuell zusammengestellte **Diät** mit dem Patienten festgelegt werden.

Zur Behandlung der akuten Beschwerden sind **pflanzliche Medikamente** die Therapeutika der ersten Wahl, vor allem die Teezubereitungen.

Als Teedrogen eignet sich hier vor allem die Kamille, weil sie der Reizung der Schleimhaut entgegenwirkt, weiter Pfefferminze und Schafgarbe. Zusätzlich kann noch eine Heilpflanze, welche die psychische Komponente berücksichtigt, in dem sie eine beruhigend-ausgleichende Wirkung entfaltet, wie z.B. Melisse indiziert sein.

2.1.2.2 Die wichtigsten, für die Behandlung geeigneten Heilpflanzen

Kamille (*Matricaria recutita* L.)

Angewandte Pflanzenteile

Angewandt werden ausschließlich die Blüten der Echten Kamille (Matricariae flos), die überwiegend aus kontrolliertem Anbau stammen. Für die Wirksamkeit entscheidend ist, dass nur Rohstoffe verwendet werden, die den Anforderungen des Arzneibuchs entsprechen. Bei Drogen, die wie die Kamille zum nutritiven Massengebrauch bestimmt sind, ist das oft nicht der Fall.

Wirksame Inhaltsstoffe

Zum ätherischen Öl zählende Terpenoide, besonders Chamazulen und Bisabolol. Weiter Flavonoide und Schleimstoffe.

Wirkung

Antiphlogistikum, Spasmolytikum, Karminativum.

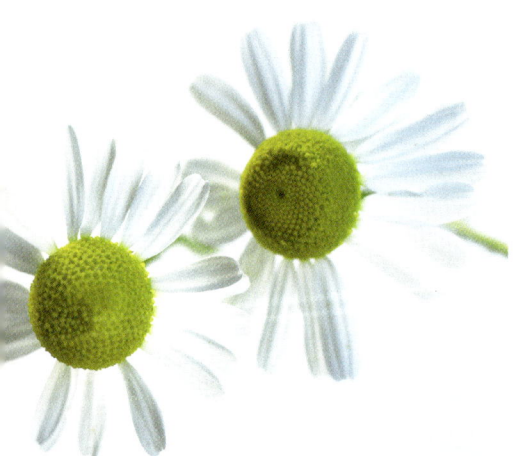

Wirkmechanismus

Chamazulen und Bisabolol haben in Tierversuchen antiphlogistische Effekte gezeigt. Das in der Kamille enthaltene Flavonoid Apigenin hat eine nachgewiesen spasmolytische Wirkung. Die pektinartigen Schleimstoffe, die vor allem Heilungsprozesse auf der Schleimhaut fördern, sind wasserlöslich und werden deshalb bevorzugt durch den Aufguss mit heißem Wasser z.B. bei der Teezubereitung, extrahiert.

Art der Anwendung

Kamille eignet sich sowohl zur Monotherapie als auch zur Kombination mit anderen Drogen. Für die Behandlung von Beschwerden des Magen-Darm-Traktes ist vor allem die Teeform angezeigt.

Besondere Hinweise

Kamille ist ein Korbblütler. Für Personen, die unter einer Korbblütler-Unverträglichkeit leiden, sind sowohl die Droge als auch ihre Zubereitungen kontraindiziert.

Monographie

Von der Kommission E und der ESCOP positiv monographiert.
Anwendungsgebiete der Monographie der Kommission E: Innerlich: Gastro-intestinale Spasmen und entzündliche Erkrankungen des Gastro-Intestinal-Traktes.

Dosierung

Die Empfehlung der Monographie der Kommission E lautet: 1 gehäufter Esslöffel Kamillenblüten auf 1 Tasse (150 ml) Wasser, bei Magen-Darm-Erkrankungen drei bis viermal täglich.

Lagerungshinweise

Vor Licht und Feuchtigkeit schützen, nicht zu lange lagern (ätherisches Öl!).

Pfefferminze (*Mentha piperita* L.)

Angewandte Pflanzenteile
Angewandt werden ausschließlich die Blätter von aus dem Anbau stammenden Pflanzen. Da Pfefferminze auch nutritiv genutzt wird, ist es für die medizinische Anwendung entscheidend, dass nur Rohstoffe verwendet werden, die den Anforderungen des Arzneibuchs entsprechen. Bei Drogen, die zum nutritiven Massengebrauch bestimmt sind, ist das oft nicht der Fall.

Wirksame Inhaltsstoffe
Ätherisches Öl (mindestens 1 Prozent), Menthol, Gerbstoffe, Flavonoide.

Wirkung
Spasmolytikum, Analgetikum.

Wirkmechanismus
Es gibt eine Reihe von in vitro und in vivo Untersuchungen, die nach Applikation sowohl des ätherischen Öls als auch von Menthol an der glatten Muskulatur des Verdauungstraktes starke spasmolytische Wirkungen zeigen. Die Spasmolyse beruht offenbar auf dem gleichen Mechanismus wie bei den Kalziumantagonisten.
Gleichzeitig führt Pfefferminzöl zu einer Steigerung der Gallenproduktion.

Art der Anwendung
Die Droge wird vor allem als Tee (auch nutritiv) genutzt. Pfefferminzblätter sind in zahlreichen Teekombinationen, Extrakte aus den Blättern werden genauso als Fertigarzneimittel angewandt wie das reine Pfefferminzöl.

Besondere Hinweise
Geeignet zur Langzeitanwendung.

Monographie
Von der Kommission E positiv monographiert. Anwendungsgebiete der Monographie der Kommission E: Krampfartige Beschwerden im Magen-Darm-Bereich sowie der Gallenblase und -wege.

Dosierung
Die Empfehlung der Monographie der Kommission E lautet: Die Tagesdosis beträgt bei Einnahme 3 bis 6 g Droge.

Lagerungshinweise
Vor Licht und Feuchtigkeit schützen, nicht zu lange lagern (ätherisches Öl!).

Schafgarbe (*Achillea millefolium* L.)

Angewandte Pflanzenteile
Zur Anwendung kommen sowohl das Kraut als auch die Blüten der Pflanze, die in der Regel aus Wildsammlung stammt.

Wirksame Inhaltsstoffe
Ätherisches Öl, Bitterstoffe aus der Secoiridoidreihe, Flavonoide, Gerbstoffe.

Wirkung
Spasmolytikum, Amarum, Cholagogum.

Wirkmechanismus
Der Wirkmechanismus der Schafgarbe ähnelt dem der Kamille. Nur sind die Effekte, da der Gehalt an Wirksubstanzen nicht sehr hoch ist, wesentlich schwächer. Da sich die Wirkung nicht einer bestimmten Substanz zuordnen lässt, wird angenommen, dass die Effekte vor allem auf das Zusammenspiel aller Inhaltsstoffe zurückgehen. Das würde auch die große Wirkungsbreite der Pflanze erklären.

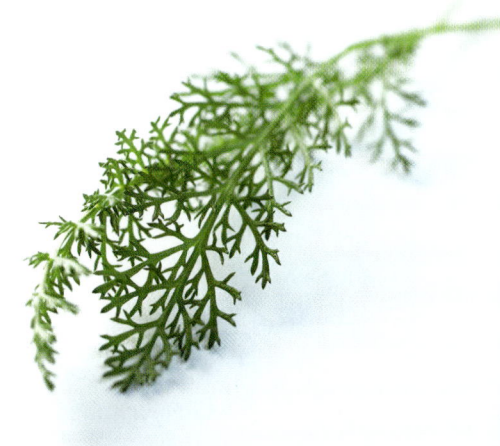

Art der Anwendung
Schafgarbe ist vor allem ein geeigneter Kombinationspartner für Teezubereitungen.

Besondere Hinweise
Schafgarbe ist ein Korbblütler. Für Personen, die unter einer Korbblütler-Unverträglichkeit leiden, sind deshalb sowohl die Droge als auch ihre Zubereitungen kontraindiziert.

Monographie
Von der Kommission E positiv monographiert.
Anwendungsgebiete der Monographie der Kommission E: Bei Einnahme: Appetitlosigkeit, dyspeptische Beschwerden wie leichte, krampfartige Beschwerden im Magen-Darm-Bereich.

Dosierung
Die von der Kommission E empfohlene Dosis: Bei Einnahme 4,5 g Schafgarbenkraut, 3 g Schafgarbenblüten.

Lagerungshinweise
Vor Licht und Feuchtigkeit schützen, nicht zu lange lagern (ätherisches Öl!).

Melisse (*Melissa officinalis* L.)

Angewandte Pflanzenteile

Verwendet werden Blätter von in Kulturen angebauten Pflanzen. Für den Inhalt an Wirkstoffen ist es entscheidend, ob die Blätter – möglichst ohne Stängel – aus dem ersten oder dem zweiten Schnitt stammen. Außerdem kann der Anteil an ätherischem Öl je nach Herkunftsland der Pflanze stark schwanken.

Da Melisse auch nutritiv genutzt wird, werden große Flächen angebaut, die nicht immer den Anforderungen des Arzneibuchs entsprechen. Bei Drogen, die zum medizinischen Gebrauch bestimmt sind, muss darauf geachtet werden, ob der Rohstoff die Arzneibuch-Qualitätskriterien erfüllt.

Wirksame Inhaltsstoffe

Ätherisches Öl, Gerbstoffe, Flavonoide.

Wirkung

Karminativum, Sedativum, Spasmolytikum.

Wirkmechanismus

Am besten untersucht ist die (leicht) sedative Wirkung des ätherischen Öls, die auch experimentell bestätigt werden konnte. Was die magenberuhigenden Eigenschaften der Droge betrifft, wird angenommen, dass sie auf die enthaltenen Labiatengerbstoffe zurückzuführen sind.

Art der Anwendung

Die Droge wird vor allem als Kombinationspartner für Tees verwendet. Melissenblätter sind ein Bestandteil zahlreicher Teekombinationen mit unterschiedlichen Indikationen. Die Bandbreite reicht vom Einsatz gegen gastrointestinale Probleme bis hin zu nervös bedingten Beschwerden.

Monographie

Von der Kommission E und der ESCOP positiv monographiert.

Anwendungsgebiete der Monographie der Kommission E: Nervös bedingte Einschlafstörungen, funktionelle Magen-Darm-Beschwerden.

Dosierung

Die Empfehlung der Monographie der Kommission E lautet: 1,5 bis 4,5 g
Droge auf 1 Tasse Wasser als Aufguss, mehrmals täglich trinken.

Lagerungshinweise

Vor Licht und Feuchtigkeit schützen, nicht zu lange lagern (ätherisches Öl!).

2.1.2.3 Art der Anwendung

Reizmagen tritt meist als Ausdruck bereits länger dauernder Probleme auf, in der Regel liegen ihm tiefgreifendere Ursachen zugrunde. Dem muss auch die Therapie Rechnung tragen. Bei der Tee-Therapie bedeutet es, dass sie stets „kurmäßig", also über einen längeren Zeitraum durchgeführt werden sollte. Der Tee sollte frisch zubereitet und warm getrunken werden, etwa 15 bis 30 Minuten vor den Mahlzeiten. Die Teezubereitung gehört, wegen ihrer beruhigenden Wirkung, in diesem Fall auch mit zur Therapie.

Die psychologische Basis der Behandlung sollte jedoch nach Möglichkeit eine Gesprächstherapie bilden, die sich darauf konzentriert, die Ursachen der Nervosität, die sich hinter den Beschwerden verbirgt, aufzudecken und sie möglichst auch aufzuarbeiten. Nur durch die Kombination beider Therapiestrategien ist eine langfristige Heilung möglich.

2.1.2.4 Bewährte Rezepturen

Will man eine Teemischung für die Indikation „Reizmagen" komponieren, sollte man eine spasmolytisch wirkende Droge nehmen und sie mit einem leichten Sedativum kombinieren. Ergänzend kann eine solche Kombination noch durch eine leicht appetit- bzw. verdauunganregende Droge erweitert werden.

Beispiel für eine ausgewogene individuelle Rezeptur:
  Menth. pip. fol.   (Pfefferminzblätter)
  Melisse fol.   (Melissenblätter)
  Millefolii herb.   (Schafgarbenkraut)   aa ad 50,0
  M.f.spec. D.S. Dosierung: 1 Teelöffel Teemischung mit 150 ml kochendem Wasser übergießen, 5 bis 10 Minuten ziehen lassen. Eine Tasse vor jeder Mahlzeit über den Zeitraum von 4 bis 12 Wochen warm trinken.

2.1.2.5 Fertig-Kombinationen

Medizinische Tees sind auch als Fertigmischungen in der Apotheke zu haben. Idealerweise umfasst ein solcher Tee für die Indikation „Reizmagen" eine Kombination aus antiphlogistisch und spasmolytisch wirkenden Drogen (z.B. Kamille, Pfefferminze), ergänzt durch eine leicht beruhigende Heilpflanze als Adjuvans.

Als ein Beispiel für einen gut begründeten Fertigtee sei der Sidroga Magen-Darm-Beruhigungstee genannt.

Sidroga Magen-Darm-Beruhigungstee   (Sidroga)

Zusammensetzung:
Arzneilich wirksame Bestandteile: Kamillenblüten, Pfefferminzblätter, Schafgarbenkraut. Sonstige Bestandteile: Malvenblüten, Melissenblätter.
Anwendungsgebiet:
Magenbeschwerden wie Völlegefühl, Blähungen und leichte krampfartige Magen-Darm-Störungen; nervöse Herz-Magen-Beschwerden.
Gegenanzeigen:
Bekannte Überempfindlichkeit gegen Schafgarbe und andere Korbblütler.
Wechselwirkungen:
Keine bekannt.
Nebenwirkungen:
Keine bekannt.
Dosierung:
Mehrmals täglich 1 Teebeutel mit 150 ml siedendem Wasser übergießen und 10 Minuten ziehen lassen. Vor und zwischen den Mahlzeiten warm trinken.

Tee-Therapie auf einen Blick

Indikation	Reizmagen
Therapiedauer	mindestens 4 bis 12 Wochen
Prävention	Stressminderung, individuelle Diät, außerdem kann es ratsam sein, parallel zur Therapie Entspannungsübungen zu machen oder eine Psychotherapie zu beginnen
Dosierung	1 Tasse mehrmals täglich vor oder zwischen den Mahlzeiten
Anwendung bei Kindern	Reizmagen tritt bei Kindern kaum auf
Anwendung bei Senioren	auch bei Senioren ist diese Erkrankung selten
Geeignete Drogen	Kamille, Pfefferminze, Schafgarbe, Melisse
Besonders zu beachten	Schafgarbe ist genauso wie Kamille ein Korbblütler. Personen, die auf Korbblütler allergisch reagieren, sollten den Kontakt mit diesen Pflanzen meiden

2.1.3   Magenschleimhautstörungen
2.1.3.1 Allgemeine medizinische Hinweise

Im Unterschied zu den funktionellen Magenbeschwerden sind Entzündungen der Magenschleimhaut ernst zu nehmende somatische Erkrankungen, die den Arzt oft vor große therapeutische Probleme stellen können. Keine der derzeit zur Verfügung stehenden therapeutischen Strategien bietet eine eindeutig befriedigende Lösung des Problems.

Die chemisch definierten Medikamente wie z. B. Omeprazol sind zwar meist rasch wirksam, wirken aber lediglich symptomatisch und sind außerdem aufgrund ihres Potentials an unerwünschten Wirkungen für eine Langzeittherapie nicht geeignet. Naturheilmittel bereiten diese Probleme nicht, brauchen aber oft eine längere Anwendungszeit, um ihre volle Wirksamkeit zu entfalten. Einmal mehr kann deshalb nicht von einem Entweder-oder gesprochen werden, sondern von sich sinnvoll ergänzenden Prinzipien des Sowohl-als-auch.

Akute und chronische Gastritiden manifestieren sich mit der gleichen Symptomatik – Völlegefühl, Magenschmerzen und Übelkeit nach Nahrungsaufnahme. Bei der erosiven Form, die als Ulkuskrankheit zum Teil sehr schwere Verläufe nehmen kann, kommen zusätzlich noch Magenblutungen hinzu. Chronische Gastritiden können allerdings auch stumm, also ohne jegliche Symptomatik, verlaufen. Sie gelten grundsätzlich als Präkanzerose.

Eine Entzündung der Magenschleimhaut kann sehr vielfältige Ursachen haben. Sowohl **alimentäre Noxen** (Alkohol, scharfe Speisen), als auch Virusinfekte, Medikamente (NSARs, Kortikoide) oder thermische (heiße Speisen und Getränke) und **chemische Reize** (z.B. ätzende Stoffe) können eine entsprechende Reaktion an der Magenschleimhaut hervorrufen.

Eine Zeit lang galt die Besiedlung des Magens oder des Verdauungstraktes mit *Helicobacter pylori* als die Hauptursache einer Magenulkuserkrankung. Inzwischen wissen wir allerdings, dass dieser Erreger auch im Verdauungstrakt von Personen zu finden ist, die keine Ulkussymptomatik entwickeln. Die bloße Anwesenheit dieses Erregers reicht also nicht aus, um als Erklärungsmodell für die Entstehung von Magenulcera zu dienen. Entsprechend ist seine Elimination keine sichere therapeutische Strategie.

Neben den oben aufgezählten rein somatischen Ursachen gelten zusätzlich **psychische Faktoren** als mögliche Auslöser von Störungen an der Magenschleimhaut. Deshalb kann man bei den meisten Gastritis-Patienten, die dem Arzt im Praxisalltag begegnen, davon ausgehen, dass ihr Leiden multifaktoriell bedingt ist. Entsprechend breit sollte daher die Therapie angelegt werden. Die Anwendung medizinischer Tees ist dabei praktisch immer eine sinnvolle ergänzende therapeutische Maßnahme.

Wird beim Vorliegen von Symptomen einer Magenschleimhautentzündung eine Infektion mit *Helicobacter pylori* festgestellt, ist zunächst die **chemotherapeutisch-antibiotische Eradikation** die Therapie der Wahl. Liegt eine besondere psychische Belastung vor – typisch sind z.B. berufliche Überforderung oder emotionaler Stress – sollten gleichzeitig **psychologische Maßnahmen** erwogen werden.

Als Basistherapie sollte immer die Überprüfung der Essgewohnheiten des Betroffenen erfolgen. Der Patient muss lernen, kleine Mahlzeiten zu sich zu nehmen, für eine Übergangszeit eine individuell verordnete Diät zu halten, Noxen zu meiden und vor allem wieder eine **Esskultur** zu entwickeln, d. h. Zeit zum Essen zu finden, sich nicht gleichzeitig mit Anderem zu beschäftigen und nach dem Essen eine kleine Pause einzulegen und etwas zu ruhen.

Im Rahmen der **medikamentösen Therapie** gelten neben medizinischen Tees auch die chemisch definierten Antazida als eine sinnvolle symptomatische Strategie.

2.1.3.2 Die wichtigsten, für die Behandlung geeigneten Heilpflanzen

Süßholz (*Glycyrrhiza glabra* L.)

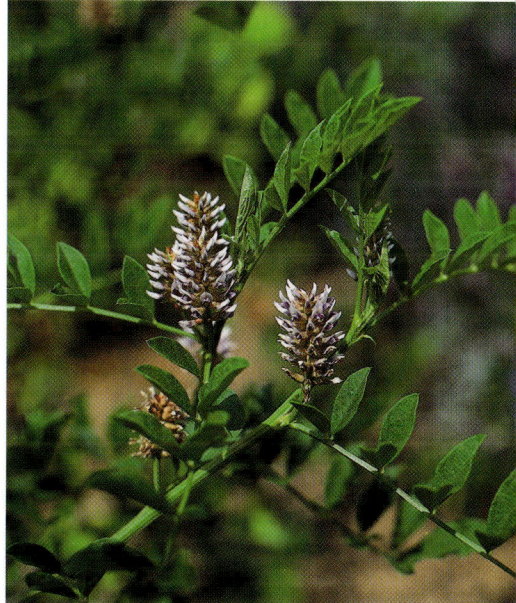

Angewandte Pflanzenteile
Verwendet werden die Wurzeln der überwiegend aus dem Anbau stammenden Pflanzen.

Wirksame Inhaltsstoffe
Triterpensaponine (2 bis 15 Prozent, darunter vor allem Glycyrrhizin), Flavonoide, Cumarine.

Wirkung
Antiphlogistikum, Expektorans, Ulkusprophylaktikum.

Wirkmechanismus
Die antiphlogistische und spasmolytische Wirksamkeit der Droge an der Magenschleimhaut ist zwar sowohl experimentell als auch klinisch belegt, der Wirkmechanismus konnte jedoch bisher nicht vollständig geklärt werden. Man nimmt an, dass die Schleimhautprotektion über mehrere Wirkmechanismen gleichzeitig stattfindet. In experimentellen Untersuchungen konnte die antiphlogistische Wirkung vor allem für die Glycyrrhizinsäure nachgewiesen werden. Der Wirkmechanismus läuft allerdings nicht direkt über die Hemmung der Prostaglandinsynthese, sondern indirekt, indem die Wanderung der Leukozyten zum Entzündungsort gebremst wird. In der Leber wirkt Glycyrrhizinsäure als Antioxidans. Sowohl bei der Glycyrrhizinsäure als auch bei ihren Aglyka spricht man außerdem von mineralokortikoiden Effekten. Auch sie sind an der Anti-Ulkus-Aktivität der Droge beteiligt.

Art der Anwendung
Süßholz ist ein potentes Ulkustherapeutikum, aber auch der ideale Kombinationspartner für Teemischungen. Wegen seines süßen Geschmacks und seiner guten Verträglichkeit wird es oft auch als Geschmackskorrigens verwendet.

Besondere Hinweise

Infolge der mineralokortikoiden Effekte von Glycyrrhizin führt eine längere Einnahme hoher Dosen (mehr als 50 g Droge täglich) zu Hypokaliämie, Hypernatriämie, Ödemen, Hypertension und Herzbeschwerden. Bei empfindlichen Personen kann sich auch ein Pseudoaldosteronismus mit allen Symptomen entwickeln. Diese Beschwerden verschwinden allerdings nach Absetzen der Droge innerhalb von wenigen Tagen.

Bei cholestatischen Lebererkrankungen, Hypertonie und Hypokaliämie sollte Süßholz nicht eingenommen werden.

Monographie

Von der Kommission E positiv monographiert.

Anwendungsgebiete der Monographie der Kommission E: Katarrhe der oberen Luftwege und Ulcus ventriculi/duodeni.

Dosierung

Die Empfehlung der Monographie der Kommission E lautet: Die Tagesdosis beträgt 5 bis 15 g Droge entsprechend 200 bis 800 mg Glycyrrhizin.

Lagerungshinweise

Vor Licht und Feuchtigkeit schützen.

Kamille (*Matricaria recutita* L.)

Angewandte Pflanzenteile
Angewandt werden ausschließlich die Blüten der Echten Kamille (Matricariae flos), die überwiegend aus kontrolliertem Anbau stammen. Für die Wirksamkeit entscheidend ist, dass Rohstoffe verwendet werden, die den Anforderungen des Arzneibuchs entsprechen. Bei Drogen, die wie die Kamille zum nutritiven Massengebrauch bestimmt sind, ist das oft nicht der Fall.

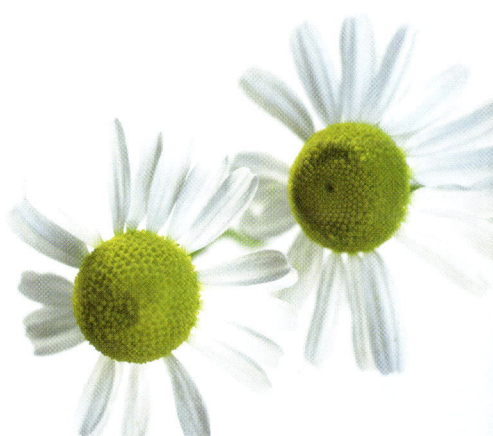

Wirksame Inhaltsstoffe
Zum ätherischen Öl zählende Terpenoide, besonders Chamazulen und Bisabolol. Weiter Flavonoide und Schleimstoffe.

Wirkung
Antiphlogistikum, Spasmolytikum, Karminativum.

Wirkmechanismus
Chamazulen und Bisabolol haben in Tierversuchen antiphlogistische Effekte gezeigt. Das in der Kamille enthaltene Flavonoid Apigenin hat eine nachgewiesen spasmolytische Wirkung. Die pektinartigen Schleimstoffe, die vor allem Heilungsprozesse auf der Schleimhaut fördern, sind wasserlöslich und werden deshalb bevorzugt durch den Aufguss mit heißem Wasser, z.B. bei der Teezubereitung, extrahiert.

Art der Anwendung
Kamille eignet sich sowohl zur Monotherapie als auch zur Kombination mit anderen Drogen. Für die Behandlung von Beschwerden des Magen-Darm-Traktes ist vor allem die Teeform zu empfehlen.

Besondere Hinweise
Kamille ist ein Korbblütler. Für Personen, die unter einer Korbblütler-Unverträglichkeit leiden, sind sowohl die Droge als auch ihre Zubereitungen kontraindiziert.

Monographie
Von der Kommission E positiv monographiert.

Anwendungsgebiete der Monographie der Kommission E: Innerlich: Gastro-intestinale Spasmen und entzündliche Erkrankungen des Gastro-Intestinal-Traktes.

Dosierung

Die Empfehlung der Monographie der Kommission E lautet: 1 gehäufter Esslöffel Kamillenblüten auf 1 Tasse (150 ml) Wasser, bei Magen-Darm-Erkrankungen drei- bis viermal täglich.

Lagerungshinweise

Vor Licht und Feuchtigkeit schützen, nicht zu lange lagern (ätherisches Öl!).

2.1.3.3 Art der Anwendung

Früher wurde Süßholz wegen seines günstigen Wirkspektrums an der Magenschleimhaut bei Ulkuserkrankungen als die Therapie der Wahl angesehen. Da jedoch die Droge in höheren Dosen wegen ihrer mineralokortikoiden Effekte auch unerwünschte Nebenwirkungen entwickeln kann, wird sie heute lediglich als Adjuvans angewandt. Eine richtig durchgeführte Tee-Therapie schließt die Gefahr solcher Nebenwirkungen weitgehend aus, so dass sie hier durchaus als Therapie der ersten Wahl betrachtet werden kann.

Obwohl für die Tee-Therapie von Schleimhautstörungen sowohl Süßholz als auch Kamille geeignet sind, sollten sie nicht als Teekombination angewandt werden, da sie sehr unterschiedliche Anwendungsmodalitäten aufweisen. Während nämlich der Kamillentee in der Regel vor den Mahlzeiten getrunken wird, ist die Wirkung des Süßholzwurzeltees besonders gut, wenn er etwa 30 Minuten nach einer Mahlzeit eingenommen wird. Der Tee aus der Süßholzwurzel sollte außerdem stets frisch zubereitet und dann rasch getrunken werden. Kamillentee kann dagegen auf Vorrat für den ganzen Tag gekocht und in einer Thermoskanne aufbewahrt werden.

Für Ulkuspatienten empfiehlt sich zusätzlich zu der Anwendung der beiden Tees noch die morgendliche Rollkur mit Kamillentee. Dazu kann der Kamillentee bereits vor dem Schlafengehen zubereitet und an das Bett gestellt werden. Gleich nach dem Aufwachen werden noch im Bett 1 bis 2 Tassen des Kamillentees getrunken. Danach sollte der Patient seine Lage jeweils im 5 Minuten Rhythmus wechseln: Zunächst liegt er beispielsweise 5 Minuten auf der linken Seite, dann 5 Minuten auf dem Bauch, dann 5 Minuten auf der rechten Seite und zum Schluss 5 Minuten auf dem Rücken. Die Rollkur sollte 2 bis 4 Wochen lang durchgeführt werden. Sie ist eine erprobte Begleittherapie bei Magenschleimhautentzündungen und Ulkuserkrankungen.

2.1.3.4 Bewährte Rezepturen

Probleme mit der Magenschleimhaut sind meist chronischer Natur. Entsprechend langfristig sollte die Therapie angelegt werden.

Kamille kann beliebig lange konsumiert werden, sie ist seit Alters her das pflegende Prinzip aller Schleimhäute. Beim Reizmagen und beim Vorliegen eines Magenulkus hat sie sich sowohl in Form einer morgendlichen Rollkur als auch zum ganztägigen Gebrauch als medizinischer Tee bewährt.

Beispiel für eine sinnvolle individuelle Rezeptur:

Matricariae flos   (Kamillenblüten)   100,0
M.f.spec. D.S. Dosierung: 6 Teelöffel mit einem halben Liter heißem Wasser übergießen, 10 Minuten abgedeckt ziehen lassen, abseihen und in einer Thermoskanne aufbewahren.
Dreimal täglich 1 bis 2 Tassen warm vor den Mahlzeiten trinken. Auch zur morgendlichen Rollkur geeignet.

2.1.3.5 Fertig-Kombinationen

Medizinische Tees sind als Fertigtees in der Apotheke zu haben. Auch im Falle eines Monotees bieten sie dem Patienten – im Vergleich zur offenen Droge – den Vorteil einer genaueren Dosierung. Ein Fertigtee besitzt deshalb in der Regel eine höhere therapeutische Sicherheit. Das ist gerade im Falle der Süßholzwurzel besonders wichtig.

Als ein Beispiel für einen gut begründeten Fertigtee sei der Sidroga Magen-Heiltee genannt.

Sidroga Magen-Heiltee   (Sidroga)

Zusammensetzung:
Süßholzwurzel.

Anwendungsgebiet:
Entzündliche Erkrankungen des Magen-Darm-Bereichs; nervöse Herz-Magen-Beschwerden (so genanntes Roemheld-Syndrom).

Gegenanzeigen:
Durch Gallenstauung entstandene Lebererkrankungen, Leberzirrhose, Bluthochdruck, Verminderung des Kaliumgehalts im Blut, schwere Nierenfunktionsschwäche, Schwangerschaft.

Wechselwirkungen:
Kaliumverluste durch andere Arzneimittel wir z.B. Thiazid- und Schleifendiuretika, können verstärkt werden. Durch Kaliumverluste nimmt die Empfindlichkeit gegen Digitalisglykoside zu.

Nebenwirkungen:
Bei längerer Anwendung und höherer Dosierung können mineralokortikoide Effekte in Form einer Natrium- und Wasserzurückhaltung, Kaliumverlust und Bluthochdruck, Ödeme, Verminderung des Kaliumgehaltes im Blut und in seltenen Fällen Rotfärbung des Urins durch Beimengung von Myoglobin auftreten.

Dosierung:
Zwei bis dreimal täglich eine Tasse Tee nach dem Essen trinken. Nicht länger als 4 bis 6 Wochen anwenden.

Tee-Therapie auf einen Blick

Indikation	Magenschleimhautstörungen
Therapiedauer	mindestens 4 Wochen
Prävention	Stressvermeidung, Diät, außerdem wird empfohlen, parallel eine Entspannungstherapie oder Psychotherapie zu betreiben bei Ulkuspatienten ist auch eine morgendliche Rollkur mit Kamillentee als Begleittherapie geeignet
Dosierung	1 Tasse Süßholzwurzeltee zwei bis dreimal täglich nach den Mahlzeiten, Kamillentee mehrmals täglich vor den Mahlzeiten
Anwendung bei Kindern	Teezubereitung mit der Hälfte der Dosis der Erwachsenen
Anwendung bei Senioren	Teezubereitung mit der Hälfte der Dosis der Erwachsenen
Geeignete Drogen	Süßholz, Kamille
Besonders zu beachten	Wegen seines mineralokortikoiden Effektes sollte Süßholz nicht länger als 4 bis 6 Wochen verwendet werden, während der Einnahme sollte auf kaliumreiche Kost geachtet werden. Die empfohlene Dosis sollte nicht überschritten werden

2.1.4 Obstipation
2.1.4.1 Allgemeine medizinische Hinweise

Verstopfung ist vermutlich die häufigste Darmstörung, die in unseren Breitengraden auftritt. Akute Darmentleerungsprobleme sind in den meisten Fällen – wie z.B. die Reiseobstipation – Anlass gebunden. Die Anwendung eines Laxans ist hier die Therapie der ersten Wahl.

Bei **wiederkehrenden Verstopfungen** kann dagegen eine Erkrankung, die mit einer mangelhaften Sekretion der Gallensäure einhergeht, die Ursache sein. Am häufigsten führt jedoch falsche Ernährung wie Flüssigkeitsmangel oder Mangel an Ballaststoffen in der Nahrung und sitzende Lebensweise zu Verzögerungen der Ausscheidung. Chronische Obstipation kann außerdem – besonders bei älteren multimorbiden Patienten – auch als Folge der Einnahme von Medikamenten auftreten. Vor allem synthetische Antidepressiva und andere Psychopharmaka oder die Mittel gegen Morbus Parkinson verursachen sehr häufig derartige Nebenwirkungen. Die meisten dieser Substanzen wirken sich hemmend auf die Darmperistaltik aus und lösen so hartnäckige funktionelle Störungen der Ausscheidung aus.

Nachdem die häufigste Ursache für Verstopfung in Ernährungsfehlern zu sehen ist, sollten **diätetische Maßnahmen** bei der Behandlung jeder chronischen Obstipation immer an vorderster Stelle stehen: Ausreichende Trinkmenge, ballaststoffreiche Nahrung und viel Bewegung sind hochwirksame Therapien ohne jegliche unerwünschte Nebenwirkung. Im Gegenteil, sie erzeugen sogar einer Reihe gesundheitsfördernder Begleiteffekte. So führen sie zusätzlich zu einer besseren arteriellen Durchblutung und wirken sich positiv auf Blutdruck und Lipidstatus aus.

Chronische Obstipation tritt **selten als ein isoliertes Problem** auf, bei Patienten, die darüber klagen, sollte der Arzt deshalb stets auch für andere Beschwerden sensibel sein. Vor allem muss jeder chronischen Obstipation eine gründliche Diagnostik vorausgehen, um etwaige dahinter verborgene ernste organische Erkrankungen nicht zu übersehen. Auch sollte die Anamnese den möglichen psychischen Hintergrund ausleuchten. Aus der ganzheitlichen Sicht der Naturheilkunde ist es außerdem ein Fehler, nicht nachzusehen, inwieweit auch andere Verdauungsorgane wie Leber, Galle oder Bauchspeicheldrüse an der Obstipation ursächlich beteiligt sind.

Frauen leiden wesentlich häufiger unter chronischer Obstipation als Männer, gerade bei Frauen ist diese Störung aber oft der Ausdruck eines tiefer sitzenden **psychischen Problems**. Die Indikation für Laxanzien sollte deshalb stets eng gestellt sein. Der Gebrauch von Laxanzien zur Lösung psychischer oder Figurprobleme führt übergangslos zum Abusus. Hier ist eine einfühlsame Beratung durch den Therapeuten wichtig. Dazu gehört auch die Erklärung der physiologischen Darmfunktion und ihre Störung durch die langzeitige Einnahme von Laxanzien, die sich in Elektrolytverschiebungen, Melanosis coli, Funktionsstörungen der Peristaltik usw. bemerkbar machen. Durch einen individuell gestalteten Übergang von den drastisch wirkenden Laxanzien zu Quell- und Ballaststoffen gelingt es meist langfristig, hier Abhilfe zu schaffen. Allerdings bedarf es bei der Patientenführung in solchen Fällen einer häufigeren begleitenden Gesprächstherapie.

Erst begleitend zu den diätetischen Maßnahmen können auch **laxierende Arzneimittel** in Betracht gezogen werden. Die Füll- und Quellmittel wie Indischer Flohsamen oder Leinsamen entsprechen den physiologischen Vorgängen am besten. Diese werden allerdings nicht als Tee aufbereitet, sondern direkt eingenommen. Zur Teezubereitung eignen sich dagegen die – mehr oder minder drastisch wirkenden – pflanzliche Laxanzien aus Senna, Rhabarber, Faulbaum oder Aloe. Alle diese Mittel, gleich ob in Teeform oder als Fertigarzneimittel, wirken jedoch hydragog und antiabsorptiv. Werden sie also über einen längeren Zeitraum oder in einer höheren Dosierung genommen, führen sie zu unerwünschten Nebenwirkungen, vor allem zum Elektrolytmangel.

Die im Körper produzierte Gallensäure besitzt bekanntlich auch eine physiologisch-laxierende Wirkung, deshalb werden **Cholagoga** seit langem als Laxantia eingesetzt. Für ältere Menschen oder für Personen, deren Gallensäureproduktion gestört oder vermindert ist, sind sie oft die Therapie der Wahl (siehe auch Kapitel 2.1.7).

Alle Laxanzien, die der Arzt nicht verordnet hat, sind lediglich zur Kurzzeitanwendung für nur wenige Tage zu empfehlen!
Eine sinnvolle Indikation für die Selbstbehandlung ist beispielsweise eine Reiseverstopfung, nie aber sollten Laxanzien zur Gewichtsreduktion eingesetzt werden.

2.1.4.2 Die wichtigsten, für die Behandlung geeigneten Heilpflanzen

Sennes (*Cassia angustifolia* VAHL. und *Cassia senna* L.)

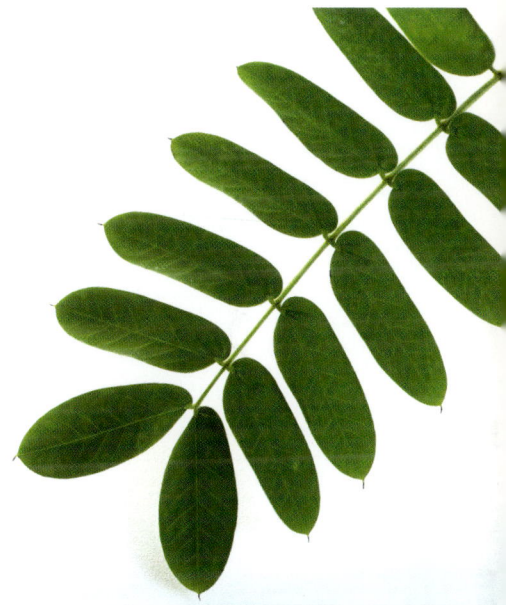

Angewandte Pflanzenteile
Verwendet werden Blätter und Früchte der meist aus dem Anbau stammenden Pflanzen.

Wirksame Inhaltsstoffe
Dianthronglykoside (Sennoside), Anthrachinon-derivate, Flavonoide, in den Blättern Schleim.

Wirkung
Laxans (hydragog, antiabsorptiv).

Wirkmechanismus
Wie In-vitro-Untersuchungen gezeigt haben, sind Senna-Glykoside als Prodrugs zu betrachten. Erst im Dickdarm entstehen aus ihnen durch Interaktion mit Darmbakterien jene Anthrone, die hydragoge und antiabsorptive Eigenschaften besitzen. Die Anthrachinonderivate werden hier gespalten und in physiologisch aktive Verbindungen umgewandelt. Das erklärt, warum die Wirkung verzögert eintritt, wobei der Zeitraum zwischen Einnahme und Entleerung individuell stark schwanken kann. Im Allgemeinen tritt die laxierende Wirkung 8 bis 10 Stunden nach der Einnahme ein.

Art der Anwendung
Sennesblätter und Sennesfrüchte eignen sich sowohl zur Monotherapie als auch als Kombinationspartner. Die Blätter sind vor allem als Tee anwendbar, Blätter und Früchte werden aber auch zahlreichen Fertigarzneimitteln zugemischt.

Besondere Hinweise
Beim chronischen Gebrauch/Missbrauch kann es zu Elektrolytverlusten, insbesondere zu Kaliumverlusten, kommen. Diese können die Wirkung von Herzglykosiden verstärken. Weiterhin können Albuminurie und Hämaturie auftreten. In der Darmmucosa kann es zu Pigmenteinlagerungen (Melanosis coli), an den Darmnerven zu Schädigungen (Plexus myentericus) kommen.

Beim Ileus jeder Genese, während der Schwangerschaft und in der Stillzeit darf Senna nur unter ärztlicher Kontrolle eingenommen werden.

Monographie

Von der Kommission E und der ESCOP positiv monographiert.

Dosierung

Die Empfehlung der Monographie der Kommission E lautet: 30 mg Hydroxyanthracen-Derivate als mittlere Tagesdosis, maximal 14 Tage lang.

Lagerungshinweise

Vor Licht und Feuchtigkeit schützen.

2.1.4.3 Art der Anwendung

Getrunken wird grundsätzlich der frisch zubereitete Tee, am besten morgens gleich nach dem Aufstehen oder abends vor dem Schlafengehen. Die Dauer bis zum Eintritt der Wirkung liegt im Mittel bei 10 Stunden, ist jedoch individuell verschieden und muss jeweils herausgefunden werden, um beispielsweise die Nachtruhe nicht zu stören.

Bei der Einnahme von Laxanzien sollte man stets auf individuelle Reaktionen bzw. Verträglichkeiten achten, um das Auftreten von zu drastischen Durchfällen oder schmerzhafte Spasmen zu vermeiden. Die Einzeldosis schwankt in der Regel zwischen einer und zwei Tassen täglich. Der Abführtee sollte angenehm warm getrunken werden.

2.1.4.4 Bewährte Rezepturen

Beim Vorliegen einer akuten Obstipation wird man primär einen Abführtee aus einer Monodroge verordnen. Dazu bieten sich mehrere Drogen an: Sennesblätter und Aloe wirken am stärksten, Faulbaumrinde und Rhabarberwurzel etwas milder. Die Kombination verschiedener „Drastica" ist nicht sinnvoll.

Dagegen können Laxanzien gut mit spasmolytisch oder Schleimhaut protektiv wirksamen Drogen kombiniert werden, ebenso mit Karminativa wie Kümmel-, Fenchel- oder Anisfrüchten.

Beispiele für ausgewogene individuelle Rezepturen:

1. Bei spastischer Obstipation

Belladonnae fol.	(Belladonnablätter)	1,0
Frangulae cort.	(Faulbaumrinde)	ad 20,0

M.f.spec. D. S. Dosierung: 1 Teelöffel in 150 ml kaltem Wasser ansetzen und aufkochen lassen, 10 Minuten ziehen lassen, abseihen. 1 bis 2 Tassen schluckweise warm trinken.

2. Bei starker Blähneigung

Carvi fruct.	(Kümmel)	20,0
Menthae pip. fol.	(Pfefferminzblätter)	30,0
Sennae fol.	(Sennesblätter)	10,0
(oder) Frangulae cort.	(Faulbaumrinde)	30,0

M.f.spec. D. S. Dosierung: 1 bis 2 Teelöffel mit 150 ml kochendem Wasser übergießen, 10 Minuten ziehen lassen, abseihen. 1 bis 2 Tassen warm trinken.

2.1.4.5 Fertig-Kombinationen

Medizinische Tees sind auch als Fertigtees in der Apotheke zu haben. Auch im Falle eines Monotees bieten sie dem Patienten – im Vergleich zur offenen Droge – den Vorteil einer genaueren Dosierung. Ein Fertigtee besitzt deshalb in der Regel eine höhere therapeutische Qualität. Das ist gerade im Falle eines Abführtees besonders wichtig.

Als ein Beispiel für einen gut begründeten Abführtee sei der Sidroga Abführtee genannt.

Sidroga Abführtee   (Sidroga)

Zusammensetzung:
Arzneilich wirksame Bestandteile: Sennesblätter geschnitten, eingestellt auf 15 mg Hydroxyanthracenderivate berechnet als Sennosid B.
Sonstige Bestandteile: Erdbeerblätter geschnitten, Krauseminzeblätter geschnitten, Lemongraskraut geschnitten.

Anwendungsgebiet:
Zur kurzfristigen Anwendung bei gelegentlich auftretender Verstopfung.

Gegenanzeigen:
Darmverschluss, Darmverengung, Darmerschlaffung, Blinddarmentzündung, chronisch-entzündliche Darmerkrankungen wie Morbus Crohn und Colitis ulcerosa, Bauchschmerzen unbekannter Ursache, schwerer Flüssigkeitsmangel mit Wasser- und Elektrolytenverlusten, bei Kindern unter 12 Jahren, Schwangerschaft.

Wechselwirkungen:
Bei andauerndem Gebrauch oder Missbrauch ist durch Kaliummangel eine Verstärkung der Wirkung von Herzglykosiden und die Beeinflussung der Wirkung von Antiarrhythmika möglich. Die Kaliumverluste können durch gleichzeitige Anwendung von Diuretika, Cortison oder Cortison-ähnlichen Substanzen oder Süßholzwurzel verstärkt werden.

Nebenwirkungen:
Selten können Unverträglichkeitsreaktionen auftreten. Bei lang dauerndem Gebrauch oder bei höherer Dosierung kann es zu Störungen des Wasser- und Salzhaushaltes kommen. Auftretende Durchfälle können zu Kaliumverlusten führen, welche Störungen der Herzfunktion und Muskelschwäche verursachen können. Bei lang dauerndem Gebrauch kann es zu Ausscheidung von Eiweiß und Blut im Urin sowie zu Verfärbung der Darmschleimhaut kommen.

Dosierung:
Einmal täglich 1 bis 2 Tassen, am besten abends trinken. Die Wirkung tritt nach 8 bis 12 Stunden ein. Nicht länger als eine bis zwei Wochen anwenden.

Tee-Therapie auf einen Blick

Indikation	Verstopfung
Therapiedauer	maximal 14 Tage anwenden
Prävention	ausreichend Flüssigkeit trinken, auf ballaststoffreiche Ernährung achten, ausreichend Bewegung individuell ist die Anwendung von Cholagoga (auch als Tee) sinnvoll
Dosierung	1 bis 2 Tassen am Morgen oder abends
Anwendung bei Kindern	bevorzugt Rhabarber oder Faulbaumrinde bzw. Sennesblätter
Anwendung bei Senioren	bevorzugt Rhabarber oder Faulbaumrinde
Geeignete Drogen	Sennesblätter und -früchte, Faulbaumrinde, Rhabarberwurzelstock
Besonders zu beachten	für Patienten mit Darmverschluss, Schwangere und stillende Mütter sowie zur Gewichtsreduktion sind *alle diese Laxantien* ungeeignet

2.1.5 Diarrhö
2.1.5.1 Allgemeine medizinische Hinweise

Diarrhö ist ein Symptom, hinter dem sich viele möglichen **Ursachen** verbergen können. Sie kann sowohl in Folge einer Darminfektion (bakterieller und viraler Genese) auftreten, als auch ein Symptom einer vorhandenen Erkrankung eines inneren Organs sein. Typisch hierfür sind Überfunktionen der Schilddrüse, die durch Hormonbestimmung im Labor leicht von einem chronischen Alkoholmissbrauch abzugrenzen sind, der aber im Symptombild zum Verwechseln ähnlich sein kann. Schwieriger gestaltet sich die Diagnose dagegen, wenn der Diarrhö eine allergische Enteropathie oder die einheimische Sprue zugrunde liegt. Beide sind letztlich nur durch Biopsie sicher zu diagnostizieren. Auch eine Laktoseintoleranz ist nicht selten Ursache von Diarrhöen.

Bei akut aufgetretenen Durchfällen sind dennoch am häufigsten **funktionelle („nervöse") Darmstörungen** die Ursache, die entweder auf Medikamente, auf Ernährungsfehler oder auf psychosomatische Faktoren zurückzuführen sind. Infektionen kommen in unseren Breitengraden seltener vor.
Vor allem bei Kindern, schweren Verlaufsformen oder wiederholten Durchfällen ist unbedingt eine eingehende Diagnostik angezeigt, denn in solchen Fällen muss eine Ursachentherapie erfolgen. Die Ursachenforschung sollte auch immer dann erfolgen, wenn der Durchfall nicht nach wenigen Tagen sistiert.

Mit Loperamid steht dem Arzt eine sehr zuverlässige, symptomatisch wirksame Substanz zur Verfügung, die **bei heftigen Verläufen** der akuten Diarrhö die Therapie der Wahl ist. Auch dort, wo bei chronisch rezidivierenden Durchfällen eine schnelle Symptomfreiheit erreicht werden muss, ist es nicht unbedingt sinnvoll, einen medizinischen Tee zu empfehlen. Anders sieht es **in leichteren Fällen** aus oder bei Menschen, die bewusst Synthetika ablehnen oder nicht vertragen. Auch bei Kindern – vor allem für das Kleinkind – ist der Tee als Therapieform primär zu empfehlen. Die Behandlung kann bei Bedarf mit weiteren spezifischen Phytopharmaka ergänzt werden, die Extrakte aus einer oder mehreren Drogen enthalten. Die typischen Drogen, die hierfür verwendet werden, sind die Tormentillwurzel, Heidelbeeren, Brombeerblätter, Frauenmantelkraut, die Eichenrinde und die Uzarawurzel. Für die Teezubereitung eignet sich die Heidelbeere am besten.

2.1.5.2 Die wichtigsten, für die Behandlung geeigneten Heilpflanzen

Heidelbeere (*Vaccinium myrtillus* L.)

Angewandte Pflanzenteile
Angewandt werden ausschließlich die getrockneten Früchte (Beeren) der wild wachsenden Pflanzen.

Wirksame Inhaltsstoffe
Bis zu 10 Prozent Gerbstoffe, überwiegend in Form von Catechingerbstoffen, Anthocyane, Flavonoide.

Wirkung
Adstringens, Antidiarrhoikum.

Wirkmechanismus
Die Wirkung geht im Wesentlichen auf die Effekte der in den Beeren enthaltenen Gerbstoffe zurück, deren Wirksamkeit als mildes Adstringens und Antidiarrhoikum durch zahlreiche Untersuchungen belegt ist.

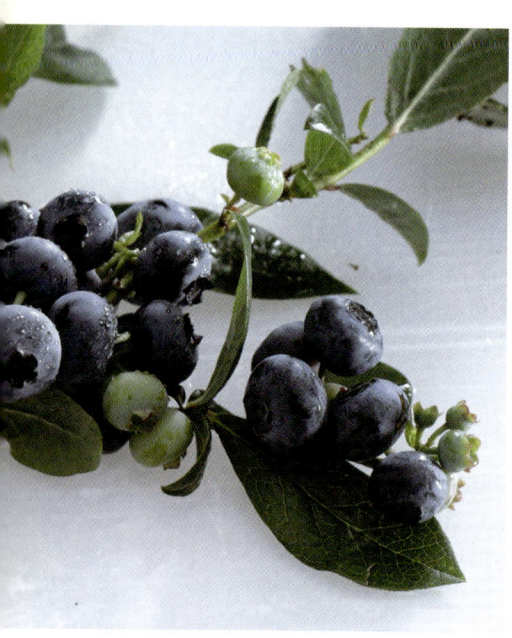

Art der Anwendung
Die getrockneten Beeren eignen sich gut zur Teezubereitung.

Monographie
Von der Kommission E positiv monographiert. Anwendungsgebiete der Monographie der Kommission E: Unspezifische akute Durchfallerkrankungen, lokale Therapie leichter Entzündungen der Mund- und Rachenschleimhaut.

Dosierung
Die Empfehlung der Monographie der Kommission E lautet: Die mittlere Tagesdosis beträgt 30 g Droge.

Lagerungshinweise
Vor Licht und Feuchtigkeit geschützt aufbewahren.

Blutwurz (*Potentilla erecta* L.)

Angewandte Pflanzenteile

Blutwurz oder Tormentill sind zwei deutsche Bezeichnungen für die gleiche Heilpflanze, die Potentilla erecta. Es wird ausschließlich der Wurzelstock der wild gesammelten Pflanze verwendet. Dabei ist wichtig, dass nicht Wurzeln einer anderen Tormentill-Art als der Potentilla erecta als Rohstoff verwendet werden, denn nur diese Art ist für die medizinische Anwendung geeignet. Man erkennt sie an den Blüten: Die gelben Blüten der Potentilla erecta haben im Unterschied zu anderen Potentilla-Arten lediglich vier Blätter.

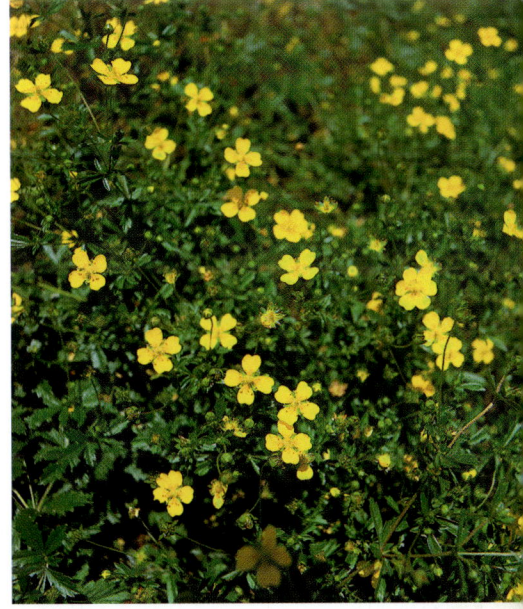

Wirksame Inhaltsstoffe

Bis zu 20 Prozent Gerbstoffe, überwiegend in Form von Catechingerbstoffen, Tormentosid, Chinovasäure.

Wirkung

Adstringens, Antidiarrhoikum.

Wirkmechanismus

Wegen des hohen Gerbstoffgehalts ist die Droge ein starkes Adstringens und deshalb ein potentes Antidiarrhoikum. Experimentell belegt ist auch die adstringierende Wirkung bei äußerlicher Anwendung von Tormentill an entzündeter Schleimhaut im Mund- und Rachenraum.

Art der Anwendung

Tormentill wird in niedrigen Dosen als Kombinationspartner in Tees verwendet. Neben der Teezubereitung wird auch empfohlen, sie als wässrigen Kaltauszug zuzubereiten. Längeres Kochen mindert die Wirkung. Eine kleinere Rolle spielt die Droge außerdem als Kombinationspartner in Fertigarzneimitteln.

Besondere Hinweise

Bei empfindlichen Personen können Magenreizungen auftreten, die sich mit Übelkeit bis hin zum Erbrechen manifestieren. Die Anwendung sollte auf drei bis vier Tage beschränkt bleiben.

Monographie

Von der Kommission E positiv monographiert.

Anwendungsgebiete der Monographie der Kommission E: Unspezifische akute Durchfallerkrankungen, leichte Schleimhautentzündungen im Mund- und Rachenraum.

Dosierung

Die Empfehlung der Monographie der Kommission E lautet: Die mittlere Tagesdosis beträgt 4 bis 6 g Droge.

Lagerungshinweise

Nicht zu lange lagern, denn mit der Zeit wandeln sich die Gerbstoffe in unlösliche Phlobaphene. Vor Licht und Feuchtigkeit schützen.

Frauenmantelkraut (*Alchemilla vulgaris* L.)

Angewandte Pflanzenteile
Angewandt wird das Kraut der wild wachsenden Pflanzen, die überwiegend in Ost- und Südosteuropa gesammelt wurden.

Wirksame Inhaltsstoffe
Gerbstoffe (6 bis 8 Prozent), Flavonoide (etwa 2 Prozent).

Wirkung
Adstringens, Spasmolytikum.

Wirkmechanismus
Die Wirkung basiert im Wesentlichen auf den adstringierenden Effekten der Gerbstoffe. Gerbstoffhaltige Extrakte haben in vitro antimutagene Wirkungen entwickelt, wässrige Auszüge zeigten starke antioxidative Eigenschaften.

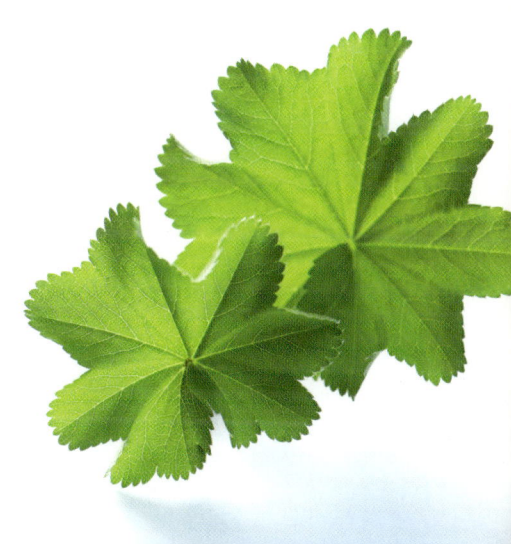

Art der Anwendung
Frauenmantelkraut eignet sich gut zur Teezubereitung. Extrakte aus der Droge sind aber auch in Fertigpräparaten als Kombinationspartner enthalten.

Monographie
Von der Kommission E positiv monographiert.
Anwendungsgebiete der Monographie der Kommission E: Leichte unspezifische Durchfallerkrankungen.

Dosierung
Die Empfehlung der Monographie der Kommission E lautet: Die mittlere Tagesdosis beträgt 5 bis 10 g Droge.

Lagerungshinweise
Vor Licht und Feuchtigkeit geschützt aufbewahren.

2.1.5.3 Art der Anwendung

Der Tee sollte frisch zubereitet und bald nach der Zubereitung getrunken werden. Je nach Intensität der Symptomatik kann er mehrmals täglich, ja stündlich eingenommen werden. Er sollte ungesüßt bleiben, da Zucker die Diarrhöneigung verstärken kann.

Für Kinder sehr bewährt sind Heidelbeeren alleine, beim Erwachsenen kommt noch der Tormentillwurzelstock dazu.

2.1.5.4 Bewährte Rezepturen

Zur Behandlung von Durchfällen sind Kombinationen nicht von Vorteil. Man verwendet besser eine Monodroge, unter Umständen im Wechsel mit anderen Monodrogen – z.B. Sidroga Durchfalltee abwechselnd mit einem Tormentilltee.

Werden die Durchfälle von spastischen Beschwerden begleitet, können – je nach Lebensalter – wenige bis maximal 5 Tropfen einer Belladonna-Tinktur (Tinct. Belladonnae normata DAB) oder ein Fertigarzneimittel aus Belladonna dem Tee zugegeben werden.

Beispiel für eine sinnvolle individuelle Rezeptur:
Tormentillae rhiz.   (Tormentillwurzelstock)   50,0
M.f.spec. D.S. Dosierung: 4 Teelöffel (zerkleinerter) Droge auf 500 ml Wasser kalt ansetzen und aufkochen lassen, sofort abseihen. Mehrmals täglich, bei sehr akuter Symptomatik auch stündlich, 1 Tasse angenehm warm trinken.

2.1.5.5 Fertig-Kombinationen

Medizinische Tees, die als Fertigtees in der Apotheke zu haben sind, bieten den Patienten auch im Falle eines Monotees eine Reihe von Vorteilen. Sie sind stets richtig dosiert und die Zubereitung ist weniger aufwendig als bei losen Drogen. Damit passieren auch bei der Anwendung weniger Fehler. Ein Fertigtee besitzt deshalb in der Regel eine höhere therapeutische Wirksamkeit.

Als ein Beispiel für einen gut begründeten Fertigtee sei der Sidroga Durchfalltee genannt.

Sidroga Durchfalltee   (Sidroga)

Zusammensetzung:
Wirkstoff: Heidelbeeren.
Anwendungsgebiet:
Zur Unterstützung der Therapie akuter, unspezifischer Durchfallerkrankungen bei Schulkindern und Erwachsenen.
Gegenanzeigen:
Keine bekannt.
Wechselwirkungen:
Keine bekannt.
Nebenwirkungen:
Keine bekannt.
Dosierung:
2 Teebeutel in 150 ml Wasser 10 Minuten kochen, Beutel herausnehmen und schwach ausdrücken. Der Tee kann auch durch zweistündiges Ansetzen und Quellen in kaltem Wasser bereitet werden. Getrunken wird der frische Aufguss kalt, mehrmals täglich bis zum Abklingen der Durchfälle.
Sollten die Durchfälle länger als 3 bis 4 Tage anhalten oder periodisch wiederkehren, ist ein Arzt aufzusuchen.

Tee-Therapie auf einen Blick

Indikation	Durchfall
Therapiedauer	3 bis 4 Tage, wenn die Beschwerden länger andauern, muss ein Arzt konsultiert werden
Prävention	auf Hygiene beim Essen (auch unterwegs) achten, Ernährungsfehler vermeiden, ggf. Stressprophylaxe
Dosierung	1 Tasse mehrmals täglich nach Bedarf
Anwendung bei Kindern	bei Kindern kann man den Tee unter den Brei mischen, da dann der herbe Geschmack weniger in Erscheinung tritt
Geeignete Drogen	Heidelbeeren, Tormentillwurzel, Frauenmantelkraut
Besonders zu beachten	*Tormentillwurzel* kann Magenreizungen bis zum Erbrechen verursachen, daher weder für längere Anwendung noch für Kinder geeignet

2.1.6 Meteorismus
2.1.6.1 Allgemeine medizinische Hinweise

Meteorismus tritt als eine Begleiterscheinung bei den meisten Verdauungs-problemen auf, entsprechend vielfältig sind seine möglichen Ursachen. Auch wenn es sich bei dieser Symptomatik um eine an sich harmlose Beschwerde und **kein eigenständiges Krankheitsbild** handelt, ist sie behandlungsbedürftig. Ein wichtiger Grund ist, dass die gezielte Entblähung einem Fehlverhalten des Patienten vorbeugen kann, das manchmal gravierendere gesundheitliche Folgen hat als der Meteorismus. Aus Angst vor der Symptomatik und ihren sozialen Folgen meiden die Betroffenen beispielsweise oft Obst und Gemüse. Solche einseitige Ernährung stellt aber letztlich ein größeres Problem dar als die meisten Blähungen. Außerdem ist das Befinden der vom Meteorismus Betroffenen in der Regel so stark beeinträchtigt, dass eine Therapie allein schon ärztlich-ethisch angezeigt erscheint.

Ein wiederholtes Auftreten starker Blähungen kann allerdings auch ein **Hinweis auf eine Erkrankung anderer innerer Organe** sein. Schwere Formen des Lungenemphysems beispielsweise gehen oft mit Meteorismus einher, ohne dass dieser Zusammenhang richtig erklärbar wäre. Auch alle Formen der Dyspepsie, insbesondere in Verbindung mit Pankreaserkrankungen, sind praktisch immer von Meteorismus begleitet.

Was die Rolle der **Ernährung** anbetrifft, ist es schwer, Regeln zu formulieren, die für alle Patienten gleich verbindlich sein könnten. Blähende Speisen sind deshalb schwer einzugrenzen, weil die jeweilige Reaktion des einzelnen Patienten sehr individuell ist und auch im Laufe des Lebens, manchmal sogar schon während der Erkrankung, stark schwanken kann.
Ohne Zweifel führen alle Kohlgewächse und die Laucharten obligatorisch zu vermehrter Blähungsneigung. Auch Zucker kann, indem er Gärungs-prozesse triggert, Blähungen verursachen. Zuletzt sollte man auch die Menge an Kohlensäure nicht unterschätzen, die durch Getränke aufgenommen wird.

Die stets anzustrebende **kausale Behandlung** ist bei funktionell auftreten-den Blähungen nur selten möglich. Auch dann, wenn eine Verdauungs-schwäche bekannt ist, lässt sich die Ursache nicht dauerhaft wirklich elimi-nieren (siehe Kapitel 2.1.1). Liegt aber den Beschwerden keine ernstzuneh-mende Erkrankung zugrunde, ist dies auch nicht notwendig. In solchen Fäl-len kann man sich durchaus mit einer symptomatischen Therapie begnü-gen. Geeignet hierzu sind vor allem **Karminativa**, aber auch **physikalische**

Maßnahmen wie warme Bauchwickel und Bauchmassage haben – vor allem bei Kindern – ihre Berechtigung.

Karminative Effekte entwickeln vor allem die Doldengewächse aus der Familie Apiaceae (= Umbelliferae) wie Kümmel, Fenchel oder Anis. Die Früchte aller drei Heilpflanzen stellen exzellente Karminativa dar. Weil sie die Verträglichkeit – und meist auch den Geschmack – von Kräutertees verbessern, sind diese Drogen als Adjuvans oft auch in Teemischungen für andere Indikationen als Verdauungsprobleme bestimmt.

Alle drei Drogen können bei starken Blähungen auch jeweils als Monotherapeutikum angewendet werden. Bei Verdauungsschwäche, die mit Meteorismus einhergeht, sind auch Cholagoga und Choleretika angezeigt, Drogen, welche die Gallenproduktion und die Gallenausscheidung fördern und damit Blähungen vorbeugen.

2.1.6.2 Die wichtigsten, für die Behandlung geeigneten Heilpflanzen

Kümmel (*Carum carvi* L.)

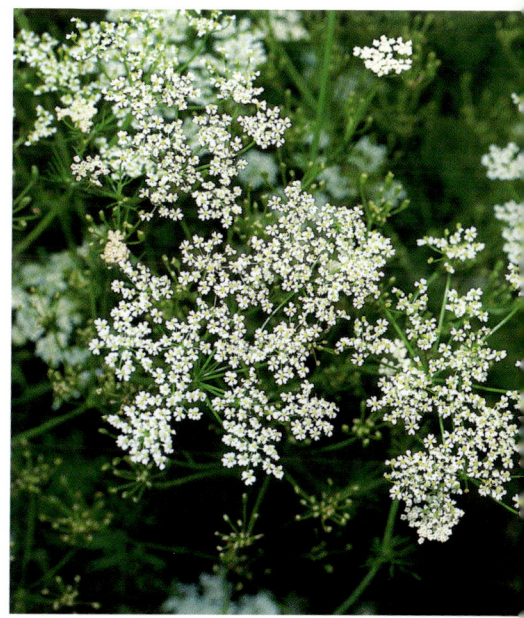

Angewandte Pflanzenteile

Angewandt werden die Früchte der überwiegend aus kontrolliertem Anbau stammenden Pflanzen. Den höchsten Gehalt an ätherischen Ölen haben Kümmelfrüchte aus Pflanzen, die vor der Vollreife geerntet wurden.

Da Kümmel auch zum Massengebrauch als Gewürz produziert wird, muss man bei Samen, die für medizinische Anwendung bestimmt sind, darauf achten, dass sie den Anforderungen des Arzneibuchs entsprechen. Es ist daher nicht empfehlenswert, aus dem in der Küche als Gewürz verwendeten Kümmel einen medizinischen Tee zuzubereiten.

Wirksame Inhaltsstoffe

Ätherisches Öl (nach Arzneibuch mindestens 4 Prozent, zu 50 bis 65 Prozent als Carvon), Flavonoide.

Wirkung

Karminativum, Spasmolytikum.

Wirkmechanismus

Carvon wirkt stark spasmolytisch im Verdauungstrakt, was Kümmelfrüchte zu einem potenten Karminativum macht. Außerdem regt das ätherische Öl die Bildung von Magensaft an. Für Kümmelöl konnte zusätzlich eine fungizide Wirkung nachgewiesen werden, die stärker ist als die von Nystatin.

Art der Anwendung

Für medizinische Anwendung eignen sich Kümmelfrüchte als Kombinationspartner in Tees. Das Kümmelöl wird als Fertigarzneimittel zur Monotherapie genommen.

Monographie

Von der Kommission E und der ESCOP positiv monographiert. Anwendungsgebiete der Monographie der Kommission E: Dyspeptische

Anis (*Pimpinella anisum* L.)

Angewandte Pflanzenteile

Angewandt werden die Früchte der überwiegend aus kontrolliertem Anbau stammenden Pflanzen. Anis gehört zu den Drogen, die auch als Gewürz im Massengebrauch sind. Bei den für medizinische Zwecke bestimmten Früchten muss man daher darauf achten, dass sie den Anforderungen des Arzneibuchs entsprechen. Es ist daher nicht ratsam, sich aus dem häuslichen Gewürzschrank zu bedienen.

Wirksame Inhaltsstoffe

Ätherisches Öl (nach Arzneibuch mindestens 2 Prozent, wovon 80 bis 90 Prozent trans-Anethol sind), Methylchavicol, Anisaldehyd.

Wirkung

Karminativum, Spasmolytikum, Expektorans.

Wirkmechanismus

Das ätherische Öl wird über die Lunge ausgeschieden, was seine Wirkung als Expektorans begründet. Im Magen-Darm-Trakt führt die spasmolytische Wirkung des Öls zu karminativen Effekten. Wie Untersuchungen gezeigt haben, kann das ätherische Öl des Anis in hohen Dosen zusätzlich auch antispastisch und antiseptisch wirken.

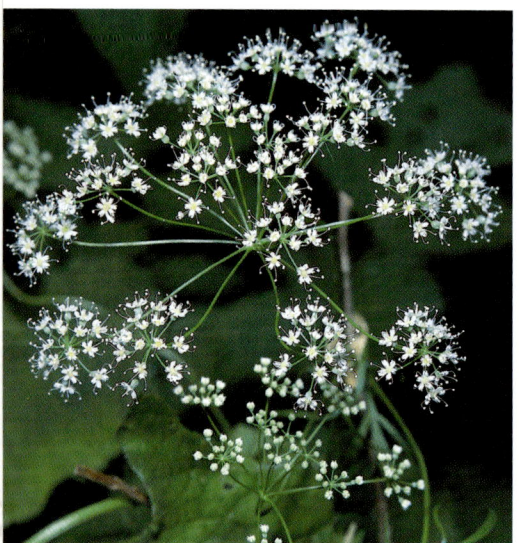

Art der Anwendung

Anisfrüchte werden vor allem in Teemischungen gebraucht. Im Einsatz gegen Erkältungen und Atemwegsinfektionen findet man sie außerdem in zahlreichen Fertigarzneimitteln als Kombinationspartner.

Monographie

Von der Kommission E positiv monographiert. Anwendungsgebiete der Monographie der Kommission E: Dyspeptische Beschwerden, Katarrhe der oberen Luftwege.

Dosierung

Die Empfehlung der Monographie der Kommission E lautet: Die mittlere Tagesdosis beträgt 3 g Droge bzw. 0,3 g des ätherischen Öls.

Lagerungshinweise

Vor Licht und Feuchtigkeit schützen, nicht zu lange lagern (ätherisches Öl!).

2.1.6.3 Art der Anwendung

Um die Wirksamkeit zu fördern, sollten die Anis-, Fenchel- und Kümmel-früchte vor der Teeauskochung grundsätzlich zerstoßen werden (Rp. „contusa"). Für die therapeutische Wirkung ist das in den Früchten enthal-tene ätherische Öl von entscheidender Bedeutung, weshalb die Drogen nur mit heißem Wasser übergossen und nicht gekocht werden sollten. Auch sollte das Ziehenlassen grundsätzlich unter Abdeckung erfolgen.

Der Tee wird mehrmals täglich warm getrunken, gleichmäßig über den Tag verteilt und die letzte Portion kurz vor dem Schlafengehen. Es ist daher sinnvoll, morgens gleich eine größere Menge davon zuzubereiten und sie tagsüber in der Thermoskanne aufzubewahren.

2.1.6.4 Bewährte Rezepturen

Die bekannteste Kombination mit entblähender Wirkung vereint die drei Karminativa Anis, Fenchel und Kümmel – als A-F-K-Tee oder auch als Drei-Winde-Tee bekannt. Als Beimischung zu Teerezepturen wird wegen des guten Geschmacks zusätzlich auch der sogenannte Sternanis (Illicium verum) genommen, ebenso der Koriander.

Je nach Ursache oder individueller Symptomatik empfehlen sich auch Kombinationen aus Karminativa mit Cholagoga (z. B. Löwenzahn, Gelbwurz) oder die zusätzliche Einnahme vom Pfefferminztee.

Beispiele für ausgewogene individuelle Rezepturen:

1. Carvi fruct. contus.   (Kümmel zerstoßen)
    Foeniculi fruct. contus. (Fenchel zerstoßen)
    Anisi fruct. contus.   (Anis zerstoßen)   aa ad. 50,0
    M.f. spec. D.S. Dosierung: 4 Teelöffel mit 1 Liter heißem Wasser übergießen, abgedeckt 15 Minuten ziehen lassen, abseihen und in einer Thermoskanne aufbewahren. Dreimal täglich 1 Portion trinken.

2. Carvi fruct. contus.   (Kümmel zerstoßen)   10,0
    Foeniculi fruct. contus   (Fenchel zerstoßen)   10,0
    Menthae pip. fol.   (Pfefferminzblätter)   15,0
    Melissae fol.   (Melissenblätter)   15,0
    M.f. spec. D.S. Dosierung: 4 Teelöffel mit 1 Liter heißem Wasser übergießen, abgedeckt 15 Minuten ziehen lassen, abseihen und in einer Thermoskanne aufbewahren. Dreimal täglich 1 Portion trinken.

3. Carvi fruct. contus.   (Kümmel zerstoßen)
    Foeniculi fruct. contus. (Fenchel zerstoßen)
    Absinthii herb.   (Wermutkraut)
    Millefolii herb.   (Schafgarbenkraut)   50,0
    M.f. spec. D.S. Dosierung: 4 Teelöffel mit 1 Liter heißem Wasser übergießen, abgedeckt 15 Minuten ziehen lassen, abseihen und in einer Thermoskanne aufbewahren. Dreimal täglich 1 Portion trinken.

2.1.6.5 Fertig-Kombinationen

Medizinische Teemischungen sind auch als Fertigtees in der Apotheke zu haben. Ein Fertigtee bietet den Patienten besonders bei Ätherisch-Öl-Drogen, wie Anis einige Vorteile: Die richtige Dosierung ist gesichert, durch geeignete Verpackung bleiben die ätherischen Öle erhalten und der Tee kann sich nicht entmischen.

Als ein Beispiel für einen gut begründeten Fertigtee sei der Sidroga Fenchel-Anis-Kümmel Tee genannt.

Sidroga Fenchel-Anis-Kümmel (Sidroga)

Zusammensetzung:
Arzneilich wirksame Bestandteile: Kümmel, Anis, Bitterfenchel.
Anwendungsgebiet:
Magen-Darm-Beschwerden wie Völlegefühl, Blähungen und leichte krampfartige Magen-Darm-Störungen.
Gegenanzeigen:
Allergie gegen Anis und Anethol.
Wechselwirkungen:
Keine bekannt.
Nebenwirkungen:
Keine bekannt.
Dosierung:
1 bis 2 Filterbeutel werden mit 150 ml siedendem Wasser übergossen und etwa 10 Minuten ziehen gelassen. Soweit nicht anders verordnet, wird mehrmals täglich 1 Tasse frisch bereiteten Tees warm zwischen den Mahlzeiten getrunken.

Tee-Therapie auf einen Blick

Indikation	Blähungen
Therapiedauer	Karminativa können je nach Bedarf auch langfristig verwendet werden
Prävention	Diätfehler vermeiden; ist eine Verdauungsschwäche bekannt, sollte sie z. B. mit Cholagoga behandelt werden
Dosierung	mehrmals täglich 1 Tasse
Anwendung bei Kindern	bei Kleinkindern die Hälfte der Dosis für Erwachsene, Fenchel wird bevorzugt
Anwendung bei Senioren	halbe Dosis ist meist ausreichend
Geeignete Drogen	Anis, Fenchel, Kümmel
Besonders zu beachten	bei einer Allergie gegen Anis oder Anethol dürfen *Anis-* und *Fenchel*zubereitungen nicht angewandt werden bei akuten Beschwerden, die länger als eine Woche andauern oder periodisch wiederkehren sollte ein Arzt konsultiert werden

2.1.7 Funktionelle Leber-Galle-Störungen
2.1.7.1 Allgemeine medizinische Hinweise

Schwere organische Leber- bzw. Gallenerkrankungen stellen keine Indikation für eine Tee-Therapie dar. Dazu zählen akute und chronische viral-induzierte Hepatitiden, die verschiedenen Formen metabolischer und toxischer Hepatosen („Fettleber") und die aus beiden Krankheitsbereichen entstehenden Leberzirrhosen bzw. das primäre Leberzellkarzinom.

Auch **chronische Gallenwegserkrankungen** wie Cholecystiden, die primär chronisch-destruierende oder die primär sklerosierende Cholangitis zählen zu den schweren organischen Erkrankungen, für die eine Tee-Therapie weniger in Betracht kommt. Hier werden definiert phytotherapeutische Extraktpräparate aus Mariendistelfrüchten, Artischockenblättern oder dem Curcumawurzelstock eingesetzt. Lediglich bestimmte Begleitsymptome wie Völlegefühl, Druck in der Lebergegend oder Meteorismus eigenen sich für eine Tee-Therapie. Hier sind dann spasmolytisch wirkende Pflanzen wie Schafgarbe oder Pfefferminze oder die im Kapitel 2.1.6 ausführlich beschriebenen Karminativa indiziert.

Bei den funktionellen, meist spastischen Beschwerden im Gallenwegsbereich, den so genannten **Gallenwegsdyskinesien**, ist dagegen eine Tee-Therapie Mittel der ersten Wahl. Gerade die Art der Applikation als warmer Tee wird von diesen Patienten als sehr angenehm und hilfreich erlebt. Angewandt werden Schafgarbe, Löwenzahn, Wermut. Auch kleine Beimengungen von Belladonna sind geeignet, genauso wie alle Drogen, die in den Kapiteln 2.1.1 und 2.1.2 aufgeführt wurden.

2.1.7.2 Die wichtigsten, für die Behandlung geeigneten Heilpflanzen

Löwenzahn (*Taraxacum officinale* WEB.)

Angewandte Pflanzenteile
Zur Anwendung kommen sowohl Löwenzahnwurzel als auch das Löwenzahnkraut. Meist wird eine Kombination beider Teile gewählt.
Die Droge muss noch vor der Blütezeit geerntet bzw. gesammelt werden.

Wirksame Inhaltsstoffe
Bitterstoffe, vor allem Eudesmanolide und Germacranolide. Weiter Triterpene, Sterole, Carotine und Flavonoide.
Im Kraut sind außerdem bis zu 4,5 Prozent Kalium enthalten.

Wirkung
Choleretikum, Diuretikum, Amarum.

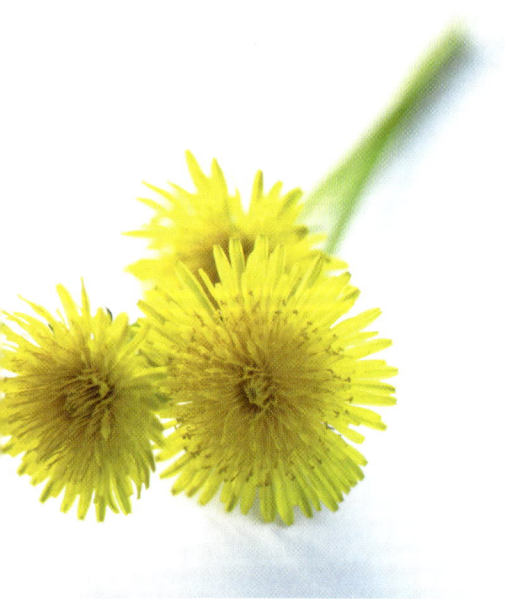

Wirkmechanismus
Experimentell bewiesen ist vor allem die cholagoge Wirkung der enthaltenen Bitterstoffe.

Art der Anwendung
Löwenzahn gilt als ein mild wirksames Choleretikum und Amarum. Wegen seines breiten Wirkspektrums wird er vor allem als Kombinationsdroge verwendet, entweder als Tee oder als Extrakt zur oraler Anwendung. Zur Monotherapie gibt es den aus der Volksheilkunde stammenden Presssaft der frischen Pflanzen.

Besondere Hinweise
Wie bei allen Bitterstoffdrogen können auch nach Einnahme von Löwenzahnzubereitungen superazide Magenbeschwerden auftreten.
Beim Verschluss der Gallenwege, Gallenblasenemphysem oder Ileus darf Löwenzahn nicht eingenommen werden.
Löwenzahn ist ein Korbblütler. Für Personen, die unter einer Korbblütler-Unverträglichkeit leiden, sind sowohl die Droge als auch ihre Zubereitungen kontraindiziert.

Monographie

Von der Kommission E und ESCOP positiv monographiert.
Anwendungsgebiete der Monographie der Kommission E: Störungen des Gallenflusses, zur Anregung der Diurese, Appetitlosigkeit und dyspeptische Beschwerden.

Dosierung

Die Empfehlung der Monographie der Kommission E lautet: Als Aufguss 1 Esslöffel geschnittener Droge auf 1 Tasse Wasser, als Abkochung 3 bis 4 g der geschnittenen oder gepulverten Droge auf 1 Tasse Wasser.

Lagerungshinweise

Vor Licht und Feuchtigkeit schützen.

Pfefferminze (*Mentha piperita* L.)

Angewandte Pflanzenteile

Angewandt werden ausschließlich die Blätter von aus dem Anbau stammenden Pflanzen. Da Pfefferminze auch nutritiv genutzt wird, ist es für die medizinische Anwendung entscheidend, dass nur Rohstoffe verwendet werden, die den Anforderungen des Arzneibuchs entsprechen. Bei Drogen, die zum nutritiven Massengebrauch bestimmt sind, ist das oft nicht der Fall.

Wirksame Inhaltsstoffe

Ätherisches Öl (mindestens 1 Prozent), Menthol, Gerbstoffe, Flavonoide.

Wirkung

Spasmolytikum, Analgetikum.

Wirkmechanismus

Es gibt eine Reihe von In-vitro- und In-vivo-Untersuchungen, die nach Applikation sowohl der ätherischen Öle als auch von Menthol an der glatten Muskulatur des Verdauungstraktes starke spasmolytische Wirkungen zeigen. Die Spasmolyse beruht offenbar auf dem gleichen Mechanismus wie bei den Kalziumantagonisten.
Gleichzeitig führt Pfefferminzöl zu einer Steigerung der Gallenproduktion.

Art der Anwendung

Die Droge wird vor allem als Tee (auch nutritiv) genutzt. Pfefferminzblätter sind ein Bestandteil zahlreicher Teekombinationen, Extrakte aus den Blättern werden genauso als Fertigarzneimittel angewandt wie das reine Pfefferminzöl.

Besondere Hinweise

Geeignet zur Langzeitanwendung.

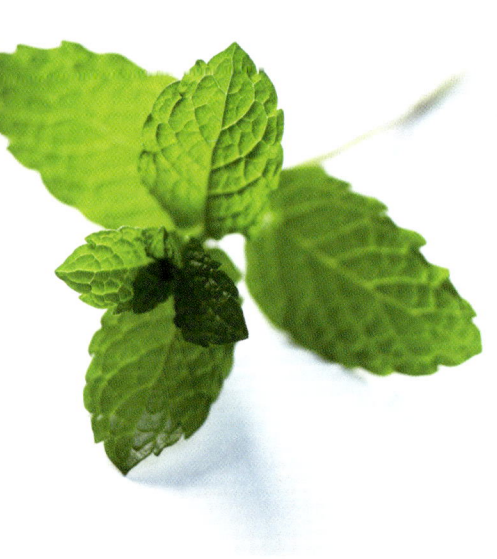

Monographie

Von der Kommission E und ESCOP positiv monographiert.
Anwendungsgebiete der Monographie der Kommission E: Krampfartige Beschwerden im Magen-Darm-Bereich sowie der Gallenblase und -wege.

Dosierung

Die Empfehlung der Monographie der Kommission E lautet: Die Tagesdosis beträgt bei Einnahme 3 bis 6 g Droge.

Lagerungshinweise

Vor Licht und Feuchtigkeit schützen, nicht zu lange lagern (ätherisches Öl!).

Javanische Gelbwurz (*Curcuma xanthorrhiza* ROXB.)

Angewandte Pflanzenteile
Angewandt wird die Wurzel der in Asien kultivierten Pflanze.

Wirksame Inhaltsstoffe
Gelbe Wirkstoffe (1 bis 2 Prozent, vor allem Curcumin und Monodesme-thoxy-Curcumin), ätherische Öle mit Sesquiterpenen (3 bis 12 Prozent).

Wirkung
Choleretikum, Cholekinetikum.

Wirkmechanismus
Die nachgewiesenermaßen choleretische Wirkung von Curcuma wird auf das ätherische Öl zurückgeführt. Die cholekinetische Wirkung dürfte dagegen

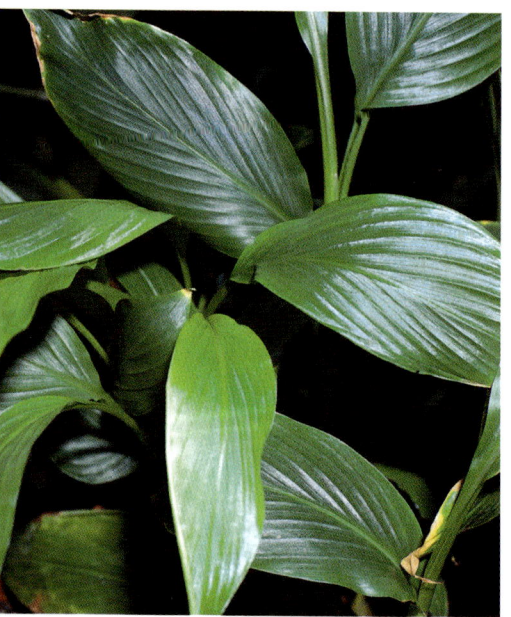

von den Curcuminen herrühren. Aus Untersuchungen mit der Curcuma longa weiß man, dass Curcuminoide auch antiphlogistische Effekte entfalten. Als Wirkmechanismus wird die Beeinflussung der Prostaglandinsynthese angenommen. In Zellkulturen konnte außerdem eine zytotoxische Aktivität der Curcumine beobachtet werden.

Art der Anwendung
Als Tee wird diese Droge nur selten verwendet, am ehesten als Kombinationspartner.
Häufiger sind Curcuma-Extrakte in Fertigarzneimitteln enthalten, und zwar sowohl zur Monotherapie als auch in Kombinationspräparaten.

Monographie
Von der Kommission E positiv monographiert. Anwendungsgebiete der Monographie der Kommission E: Dyspeptische Beschwerden.

Dosierung
Die Empfehlung der Monographie der Kommission E lautet: Die mittlere Tagesdosis beträgt 2 g Droge.

Besondere Hinweise

Bei hohen Dosen kann es zu Reizungen der Magenschleimhaut kommen, die mit Brechreiz und Übelkeit einhergehen.

Nicht angewendet werden darf Curcuma bei Gallensteinleiden, bei akuter Cholangitis und bei Ikterus.

Lagerungshinweise

Vor Licht und Feuchtigkeit schützen, nicht zu lange lagern (ätherisches Öl!).

Schafgarbe (*Achillea millefolium* L.)

Angewandte Pflanzenteile

Zur Anwendung kommen sowohl das Kraut als auch die Blüten der Pflanze, die in der Regel aus Wildsammlung stammen.

Wirksame Inhaltsstoffe

Ätherisches Öl, Bitterstoffe aus der Secoiridoidreihe, Flavonoide, Gerbstoffe.

Wirkung

Spasmolytikum, Amarum, Cholagogum.

Wirkmechanismus

Der Wirkmechanismus der Schafgarbe ähnelt dem der Kamille. Nur sind die Effekte, da der Gehalt an Wirksubstanzen nicht sehr hoch ist, wesentlich schwächer. Da sich die Wirkung nicht einer bestimmten Substanz zuordnen lässt, wird angenommen, dass die Effekte vor allem auf das Zusammenspiel aller Inhaltsstoffe zurückgehen. Das würde auch die große Wirkungsbreite der Pflanze erklären.

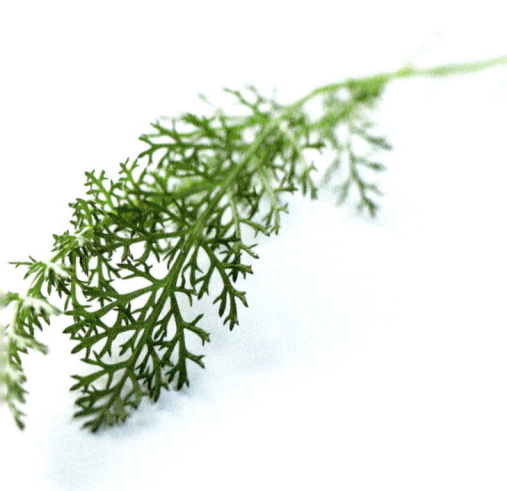

Art der Anwendung

Schafgarbe ist vor allem ein geeigneter Kombinationspartner für Teezubereitungen.

Besondere Hinweise

Schafgarbe ist ein Korbblütler. Für Personen, die unter einer Korbblütler-Unverträglichkeit leiden, sind sowohl die Droge als auch ihre Zubereitungen kontraindiziert.

Monographie

Von der Kommission E positiv monographiert. Anwendungsgebiete der Monographie der Kommission E: Bei Einnahme: Appetitlosigkeit, dyspeptische Beschwerden wie leichte, krampfartige Beschwerden im Magen-Darm-Bereich.

Dosierung

Die Empfehlung der Monographie der Kommission E lautet: Bei Einnahme 4,5 g Schafgarbenkraut, 3 g Schafgarbenblüten.

Lagerungshinweise

Vor Licht und Feuchtigkeit schützen, nicht zu lange lagern (ätherisches Öl!).

Artischocke (*Cynara scolymus* L.)

Angewandte Pflanzenteile

Für medizinische Anwendung eignen sich die Blätter der angebauten Pflanzen, die noch vor der Blüte geerntet werden müssen. Zu diesem Zeitpunkt ist deren Gehalt an Bitterstoffen, die ausschließlich in den grünen Teilen der Pflanze vorkommen, am höchsten.

Wirksame Inhaltsstoffe

Bitterstoffe aus der Secoiridoidreihe, vor allem Cynaropikrin, Luteolin.

Wirkung

Choleretikum, Lipidsenker.

Wirkmechanismus

Die gut belegten choleretischen Wirkungen der Artischockenblätter werden auf die enthaltenen Bitterstoffe zurückgeführt. Das erst später identifizierte Luteolin dürfte nach Meinung von Experten für die ebenfalls in der Literatur 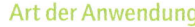 beschriebene milde lipidsenkende Wirkung verantwortlich sein.

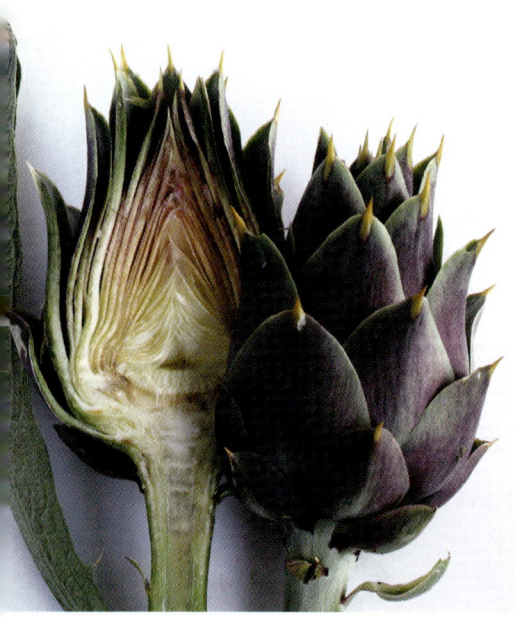

Art der Anwendung

Artischocke eignet sich zwar als Kombinationspartner auch zur Teezubereitung, viel häufiger werden aber Artischockenextrakte zur Monotherapie in Fertigarzneimitteln verwendet.

Besondere Hinweise

Artischocke ist ein Korbblütler. Für Personen, die unter einer Korbblütler-Unverträglichkeit leiden, sind sowohl die Droge als auch ihre Zubereitungen kontraindiziert.

Monographie

Von der Kommission E positiv monographiert. Anwendungsgebiete der Monographie der Kommission E: Dyspeptische Beschwerden.

Dosierung

Die Empfehlung der Monographie der Kommission E lautet: Die mittlere Tagesdosis beträgt mindestens 6 g Droge.

Lagerungshinweise

Vor Licht und Feuchtigkeit schützen.

Mariendistel (*Silybum marianum* L.)

Angewandte Pflanzenteile
Zur Anwendung kommen die Früchte, seltener auch das Kraut, von aus dem Anbau stammenden Pflanzen.

Wirksame Inhaltsstoffe
In Früchten Silymarin (1 bis 3 Prozent), fettes Öl (ca. 60 Prozent Linolsäure). Im Kraut Flavonoide wie Apigenin und Luteolin.

Wirkung
Antihepatotoxikum, Choleretikum, Cholekinetikum, Cholagogum.

Wirkmechanismus
Der Hauptwirkstoff Silymarin ist ein Gemisch verschiedener Flavonoidderivate. Er ist ausschließlich in der Schale der Frucht enthalten. Es liegt eine umfangreiche Literatur vor, die zeigt,

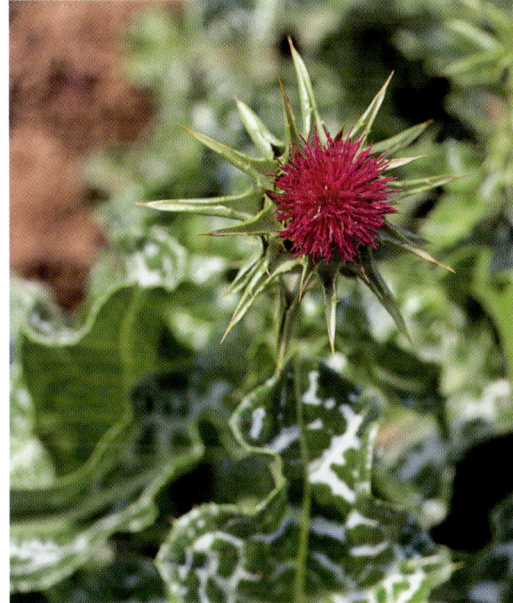

dass Silymarin die Wirkung toxischer Stoffe an der Leber kompetitiv aufzuheben vermag.

Gut untersucht sind auch die membranstabilisierenden Effekte von Silibinin, dem wichtigsten Isomer des Silymarin. In vitro und in vivo konnte außerdem die Fähigkeit des Silibinins belegt werden, die Proteinsynthese zu verstärken und damit Zellregenerationsprozesse zu beschleunigen.

Art der Anwendung
Mariendistelextrakte und Silymarinpräparate werden als Monopräparate bei Leberfunktionsstörungen und toxisch-metabolischen Leberschäden zur Therapie – aber auch zur Prophylaxe – verordnet.

Als Tee ist die Anwendung von Mariendistel eher selten. In der Volksmedizin wurde das Kraut bei Leber-Gallen-Beschwerden zur Teezubereitung genommen.

Besondere Hinweise
Mariendistel ist ein Korbblütler. Für Personen, die unter einer Korbblütler-Unverträglichkeit leiden, sind sowohl die Droge als auch ihre Zubereitungen kontraindiziert.

Monographie

Von der Kommission E positiv monographiert.

Anwendungsgebiete der Monographie der Kommission E: Dyspeptische Beschwerden.

Dosierung

Die Empfehlung der Monographie der Kommission E lautet: Die mittlere Tagesdosis beträgt 12 bis 15 g Droge entsprechend 400 mg Silymarin, berechnet als Silibinin.

Lagerungshinweise

Vor Licht und Feuchtigkeit schützen.

2.1.7.3 Art der Anwendung

Bei funktionellen Störungen der Leber und der Galle, sollte der Tee jeweils zu den Mahlzeiten warm und frisch zubereitet regelmäßig getrunken werden. Er kann sowohl **vor** als auch **nach** der Mahlzeit getrunken werden, je nach dem zeitlichen Intervall der Auslösung der Beschwerden im Zusammenhang mit der Mahlzeit

Da die Erkrankung meist langwierig ist, muss auch die Anwendung in der Regel über einige Monate hindurch erfolgen. Erst wenn sich die Beschwerden deutlich gebessert haben, kann die Frequenz der Teeeinnahme schrittweise reduziert werden. Die Anwendung findet dann nur noch bei Bedarf, rein symptomatisch statt.

Bei einer beeinträchtigten Fettverdauung ist es sinnvoll, den Löwenzahntee als Monodroge zusätzlich zu trinken.

2.1.7.4 Bewährte Rezepturen

Bei so individuell verlaufenden Beschwerden wie denen im Leber-Galle-Bereich sollte sich die Therapie stets nach der Symptomatik orientieren und flexibel gehandhabt werden. Antidyspeptisch, cholagog und karminativ wirkende Drogen lassen sich gut miteinander kombinieren, was eine große Zahl an sinnvollen Möglichkeiten eröffnet.

Beispiele für ausgewogene individuelle Rezepturen:

1. Cardui benedict. herb. (Benediktenkraut)
    Absinthii herb. (Wermutkraut)
    Menthae pip. fol. (Pfefferminzblätter)
    Cardui Mariae fruct. (Mariendistelfrüchte)
    Taraxaci herb. cum rad. (Löwenzahnkraut mit –wurzel) aa.ad 100,0
    M.f.spec. D.S. Dosierung: 1 Teelöffel mit 150 ml kochendem Wasser übergießen, 15 Minuten abgedeckt ziehen lassen, abseihen.
    Mehrmals täglich 1 bis 2 Tassen nach den Mahlzeiten trinken.

2. Menthae pip. fol. (Pfefferminzblätter)
    Millefolii herb. (Schafgarbenkraut)
    Foeniculi fruct. contus. (Fenchel zerstoßen)   aa ad 50,0
    M.f.spec. D.S. Dosierung: 1 Teelöffel mit 150 ml kochendem Wasser übergießen, 15 Minuten abgedeckt ziehen lassen, abseihen.
    Mehrmals täglich 1 bis 2 Tassen nach den Mahlzeiten trinken.

2.1.7.5 Fertig-Kombinationen

Medizinische Tees sind auch als Fertigmischungen in der Apotheke zu haben. Sie bieten den Patienten einige Vorteile: Die richtige Dosierung ist gesichert, durch geeignete Verpackung bleiben die ätherischen Öle erhalten und der Tee kann sich nicht entmischen.

Idealerweise umfasst ein solcher Tee für die Indikation „Leber-Galle-Störungen" eine Kombination aus Cholagoga mit Karminativa und Spasmolytika.

Bei Fettverdauungsstörungen ist Löwenzahntee als Monotherapie sogar Mittel der ersten Wahl. Auch im Falle eines Monotees bieten Fertigtees dem Patienten den Vorteil einer genaueren Dosierung und leichteren Zubereitung. Ein Fertigtee besitzt deshalb in der Regel eine höhere therapeutische Wirksamkeit.

Als Beispiele für gut begründete Fertigtees in diesem Indikationsbereich seien der Sidroga Leber-Gallentee und der Sidroga Fettverdauungstee genannt.

Sidroga Leber- und Gallentee N   (Sidroga)

Zusammensetzung:
Arzneilich wirksame Bestandteile: Löwenzahn, Pfefferminzblätter, Javanische Gelbwurz, Schafgarbenkraut.
Sonstige Bestandteile: Kümmel, Süßholzwurzel.

Anwendungsgebiet:
Gallenbeschwerden und Störungen des Gallenabflusses, auch zur Unterstützung bei der Behandlung von nichtentzündlichen Gallenblasenbeschwerden.

Gegenanzeigen:
Entzündungen oder Verschluss der Gallenwege, Darmverschluss.

Wechselwirkungen:
Keine bekannt.

Nebenwirkungen:
Keine bekannt.

Dosierung:
Drei- bis viermal täglich übergießt man 1 bis 2 Filterbeutel mit 150 ml siedendem Wasser und lässt sie 10 bis 15 Minuten ziehen. Eine halbe Stunde vor den Mahlzeiten warm trinken.

Sidroga Fettverdauungstee   (Sidroga)

Zusammensetzung:
Wirkstoff: Löwenzahn.

Anwendungsgebiet:
Störungen im Bereich des Gallenabflusses.

Gegenanzeigen:
Entzündungen oder Verschluss der Gallenwege, Darmverschluss.

Wechselwirkungen:
Keine bekannt.

Nebenwirkungen:
Keine bekannt.

Dosierung:
Morgens und abends 1 bis 2 Filterbeutel mit 150 ml siedendem Wasser übergießen und 10 bis 15 Minuten ziehen lassen. Frisch und warm trinken. Zubereitungen aus Löwenzahn sollten kurmäßig 4 bis 6 Wochen lang angewendet werden.

Tee-Therapie auf einen Blick

Indikation	funktionelle Leber- und Galle-Störungen, Fettverdauungsstörungen
Therapiedauer	in der Regel länger längerfristig, mindestens 4 bis 6 Wochen
Prävention	regelmäßige, nicht zu schwere Mahlzeiten, Alkoholabstinenz
Dosierung	1 Tasse des Spezialtees jeweils eine halbe Stunde vor oder nach jeder Mahlzeit warm trinken die Behandlung mit Löwenzahn als Monotherapie sollte kurmäßig, mindestens 4 bis 6 Wochen lang durchgeführt werden
Anwendung bei Kindern	nicht geeignet
Geeignete Drogen	Löwenzahn, Pfefferminze, Javanische Gelbwurz, Schafgarbenkraut
Besonders zu beachten	*Löwenzahnzubereitungen* sind für Patienten mit Verschluss der Gallenwege, akuter Gallenblasenentzündung oder Ileus nicht geeignet

2.2 Atemwegsorgane

Erkrankungen der oberen Atemwege gehören im Herbst und Winter zu den häufigsten Besuchanlässen beim Arzt. Sie verursachen in dieser Zeit die meisten **Krankheitsunfähigkeitstage** und sind – falsch behandelt – auch der häufigste Grund für zum Teil ernsthafte Komplikationen.

Trotzdem ist es natürlich nicht falsch, wenn Patienten versuchen, leichtere Infektionen selbst zu behandeln. Dem Hausarzt, der seine Patienten aus den unterschiedlichsten Anlässen regelmäßig sieht, kommt dabei trotzdem die Aufgabe zu, die Patienten auf die Grenzen der **Selbstbehandlung** aufmerksam zu machen und sie für die Symptomatik zu sensibilisieren, die möglichst zum sofortigen Arztbesuch führen sollte:

1. Trotz Selbstbehandlung keine Besserung innerhalb einer Woche.
2. Hohes Fieber.
3. Gelber Auswurf in Verbindung mit Fieber.
4. Schweres Krankheitsgefühl.
5. Gliederschmerzen.
6. Häufige Rezidive.

Wichtig ist auch, die Patienten bei Symptomen einer Bronchitis oder Sinusitis auf die Möglichkeit aufmerksam zu machen, dass es sich um eine **allergische Reaktion** handeln könnte. Besonders außerhalb der Wintersaison und bei Kindern kommt es bei Laien leicht zu Verwechselung dieser beiden Krankheitsursachen, was eine sinnvolle, rechtzeitige Therapie behindert.

Bei ernsthaften Erkrankungen der Atemwegsorgane, z.B. einer eitrigen Bronchitis, dem Asthma bronchiale oder einer Lungenentzündung werden pflanzliche Arzneimittel immer nur einen adjuvanten Anteil an der Therapie haben, beispielsweise mit dem Ziel einer **Hustendämpfung** oder **Schleimlösung**. Bei allen leichten Formen saisonaler Infektionen oder bei viralen Erkrankungen, bei denen Antibiotika nicht indiziert erscheinen, sind die Phytopharmaka oder medizinische Tees die Mittel der Wahl.

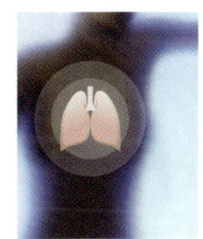

2.2.1 Bronchitis, Laryngitis
2.2.1.1 Allgemeine medizinische Hinweise

Der Begriff „banale Erkältungen" mag aus wissenschaftlicher Sicht zutreffend sein, aus der Sicht der Praxis ist er eher hinderlich. Treten Symptome einer Bronchitis oder einer Laryngitis auf, handelt es sich stets um **Entzündungsprozesse**. Die Entzündung kann entweder durch eine (virale oder bakterielle) Infektion ausgelöst worden sein oder als Folge einer allergischen Reaktion auftreten. In beiden Fällen spielen für die Genesung Umweltbelastungen aus der Luft (die häufigste ist das Rauchen des Betroffenen oder seiner Familienangehörigen!) eine wesentliche Rolle.

Liegt eine Infektion der oberen Atemwege vor, sind – epidemiologischen Untersuchungen zur Folge – in etwa 90 Prozent der Fälle Viren die Auslöser. Antibiotika sollten hier daher Mittel der letzten Wahl sein. Medizinische Tees sind dagegen, unabhängig von der Genese der Erkrankung, bei dieser Symptomatik stets **Mittel der ersten Wahl**. Ein Tee ist auch dann zusätzlich sinnvoll, wenn pflanzliche Fertigarzneimittel zur Anwendung kommen. Denn neben der pharmakologischen Wirkung der Inhaltsstoffe der Teedrogen bewirkt auch die Einnahme von Flüssigkeit mukolytische Effekte.

Zur Anwendung kommen Drogen mit schleimlösenden, auswurffördernden und hustenstillenden Wirkungen:
- Mukolytisch wirken u. a. Eibisch, Huflattich, Spitzwegerich und Isländisch Moos,
- expektorierend wirken Primel, Anis und Lungenkraut,
- Antitussiv wirken Thymian, Efeu und Sonnentau.

Je nach Verlauf der Erkrankung wirken medizinische Tees unterschiedlich. Bei einer akuten Entzündung, bei der das Selbstheilungspotential hoch ist, wirkt ein Tee vor allem unterstützend auf diesen Heilungsprozess. Bei chronischen Entzündungsprozessen dagegen muss man primär von einer symptomatisch-lindernden Wirkung ausgehen.

Je nach Art der Erkrankung wird dann auch die Tee-Therapie entweder wenige Tage andauern, oder als therapeutische Begleitmaßnahme über lange Zeiträume indiziert sein (z. B. bei der chronischen Bronchitis). Hier kommt die sehr gute Verträglichkeit medizinischer Tees besonders zur Geltung.

2.2.1.2 Die wichtigsten, für die Behandlung geeigneten Heilpflanzen

Thymian (*Thymus vulgaris* L.)

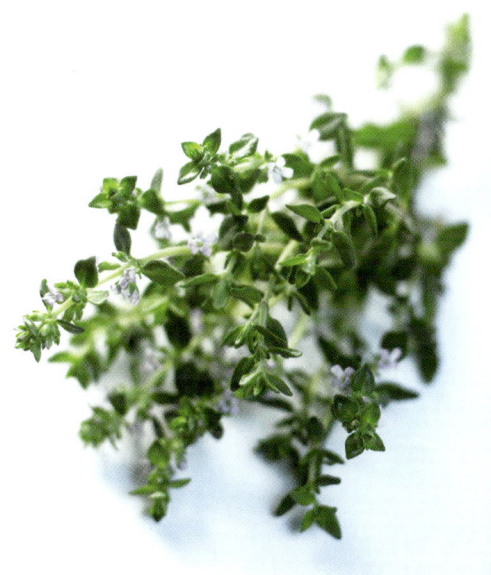

Angewandte Pflanzenteile

Angewandt werden die Blätter und Blüten der überwiegend aus kontrolliertem Anbau stammenden Pflanzen. Die Zusammensetzung des enthaltenen ätherischen Öls variiert je nach Herkunft der Droge und Erntezeitpunkt stark. Ist die Droge für medizinische Zwecke bestimmt, muss man deshalb darauf achten, dass sie den Anforderungen des Arzneibuchs entspricht. Bei Drogen wie Thymian, die auch als Gewürz zum nutritiven Massengebrauch produziert werden, entsprechen diesen Qualitätskriterien meist nur Drogen aus der Apotheke.

Wirksame Inhaltsstoffe

Ätherisches Öl (nach Arzneibuch mindestens 1,2 Prozent, das aus Terpenen wie Thymol, Carvacrol, Cineol usw. besteht), Bitterstoffe, Gerbstoffe.

Wirkung

Bronchospasmolytikum, Expektorans.

Wirkmechanismus

Das ätherische Öl wirkt in der Lunge teils reflektorisch über die Magenschleimhaut, teils – da es über die Lunge ausgeschieden wird – durch eine direkte Einwirkung auf die Bronchialschleimhaut. Es fördert vor allem die Sekretion der Schleimhäute, steigert aber auch die Transportkapazität der Bronchien, indem es die Zilienbewegung erhöht. Für Thymol sind außerdem antibakterielle und antiseptische Effekte beschrieben.

Art der Anwendung

Zubereitungen aus Thymian sind vielseitig verwendbar. Fertigarzneimittel aus Thymian-Extrakten gibt es sowohl als Monopräparate, als auch als Bestandteile von Kombinationspräparaten. Als Tee wird Thymian meist in Kombination mit anderen Ätherisch-Öl-Drogen, Schleimdrogen oder Saponindrogen verabreicht.

Besondere Hinweise

Bei der Einnahme von reinem Thymol kann es zu Unterbauchschmerzen bis hin zu kollapsartigen Zuständen kommen. Diese Substanz sollte daher in der Schwangerschaft, bei vorliegender Enterokolitis oder bei Herzinsuffizienz gemieden werden. Diese Einschränkung gilt jedoch nicht für Zubereitungen aus der Gesamtdroge wie z.B. Thymiantees.

Auch für das reine ätherische Öl gibt es Anwendungsbeschränkungen – es ist nicht zur Behandlung von Kindern unter 3 Jahren geeignet, da es reflektorisch einen Laryngospasmus auslösen könnte – während gegen Tees aus Ätherisch-Öl-Drogen keine solchen Bedenken bestehen.

Monographie

Von der Kommission E und ESCOP positiv monographiert.

Anwendungsgebiete der Monographie der Kommission E: Symptome der Bronchitis und des Keuchhustens, Katarrhe der oberen Luftwege.

Dosierung

Die Empfehlung der Monographie der Kommission E lautet: 1 bis 2 g geschnittener Droge auf 1 Tasse Wasser, als Aufguss mehrmals täglich trinken.

Lagerungshinweise

Vor Licht und Feuchtigkeit schützen, nicht zu lange lagern (ätherisches Öl!).

Eibisch (*Althaea officinalis* L.)

Angewandte Pflanzenteile
Verwendet wird die Wurzel der meist aus Kulturen stammenden Pflanzen.

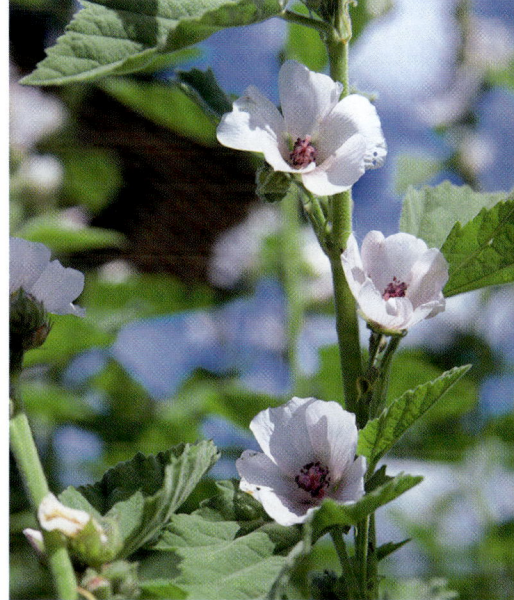

Wirksame Inhaltsstoffe
Schleim (5 bis 10 Prozent, abhängig vom Erntezeitpunkt).

Wirkung
Antitussivum.

Wirkmechanismus
Der Wirkmechanismus ist wissenschaftlich nicht geklärt. Die Wirkung dagegen ist gut dokumentiert. Eibisch wirkt im Bronchialbereich reizlindernd und antitussiv, eignet sich aber nicht zum Einsatz als Expektorans.

Art der Anwendung
Die beste Zubereitungsart ist der Kaltauszug. Eibisch ist aber auch Bestandteil von zahlreichen Teekombinationen gegen Husten und Erkältung.

Monographie
Von der Kommission E und ESCOP positiv monographiert.
Anwendungsgebiete der Monographie der Kommission E: Schleimhautreizungen im Mund- und Rachenraum und damit verbundener trockener Reizhusten.

Dosierung
Die Empfehlung der Monographie der Kommission E lautet: Die mittlere Tagesdosis beträgt 5 g Droge.

Lagerungshinweise
Die getrocknete Wurzel ist gegen Feuchtigkeit sehr empfindlich, daher vor Feuchtigkeit und Licht gut schützen.

Spitzwegerich (*Plantago lanceolata* L.)

Angewandte Pflanzenteile
Zur Anwendung kommt das Kraut der aus Kulturen stammenden Pflanzen.

Wirksame Inhaltsstoffe
Iridoidglykoside (das wichtigste, Aucubin, macht 2 bis 2,5 Prozent aus), Schleim, Gerbstoffe, Flavonoide, Kieselsäure (mehr als 1 Prozent).

Wirkung
Antiseptikum, Adstringens.

Wirkmechanismus
Die enthaltenen Schleime und Gerbstoffe führen durch ihre muzilaginose Wirkung zu einer Reizlinderung in den oberen Atemwegen und im Rachenraum. In vitro ist für wässrige Kaltauszüge und für Teezubereitungen aus Spitzwegerich eine bakteriostatische und bakterizide Wirkung belegt, Abkochungen zeigen dagegen diese Effekte nicht. Es wird angenommen, dass sie mit dem Aucubin-Abbauprodukt Aucubigenin zusammenhängt, dessen Bildung durch starke Erhitzung verhindert wird.

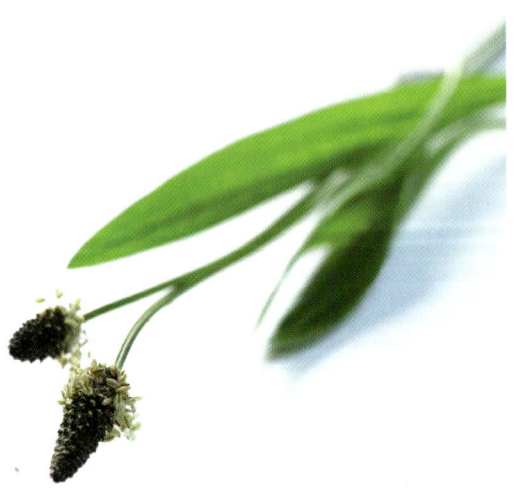

Art der Anwendung
Spitzwegerich kommt vor allem als Kombinationspartner zur Anwendung. Neben dem getrockneten Kraut, das in vielen Kombinationstees enthalten ist, ist er auch Bestandteil einiger Fertigarzneimittel.
Zur Monotherapie wird die Droge vor allem zur Behandlung von Entzündungen des Rachenraums empfohlen, hier kommt auch der frische Presssaft zum Einsatz.

Monographie
Von der Kommission E positiv monographiert. Anwendungsgebiete der Monographie der Kommission E: Katarrhe der Luftwege, entzündliche Veränderungen der Mund- und Rachenschleimhaut.

Dosierung

Die Empfehlung der Monographie der Kommission E lautet: Die mittlere
Tagesdosis beträgt 3 bis 6 g Droge.

Lagerungshinweise

Vor Licht und Feuchtigkeit schützen.

Isländisches Moos (*Cetraria islandica* ACH.)

Angewandte Pflanzenteile
Angewandt wird die ganze Pflanze, die in den Gebirgen Nord- und Osteuropas wild gesammelt wird.

Wirksame Inhaltsstoffe
Wasserlösliche Polysaccharide (etwa 50 Prozent, die Hauptkomponenten sind Lichenin und Isolichenin), bittere Flechtensäuren.

Wirkung
Mildes Amarum, Expektorans.

Wirkmechanismus
Die Hustenreizlinderung geht auf die schleimhautberuhigenden Effekte der Droge als Muzilaginosum zurück. Die bitteren Flechtensäuren regen die Schleimsekretion an und wirken reflektorisch über den Magen beruhigend. Sie sind auch für die in der Literatur beschriebenen antibiotischen Wirkungen verantwortlich.

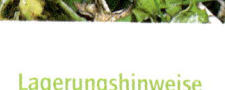

Art der Anwendung
Wird vor allem als Kombinationspartner für Erkältungstees genutzt oder zu Lutschpastillen verarbeitet.

Monographie
Von der Kommission E und ESCOP positiv monographiert.
Anwendungsgebiete der Monographie der Kommission E: Schleimhautreizungen im Mund- und Rachenraum und damit verbundener trockener Reizhusten, Appetitlosigkeit.

Dosierung
Die Empfehlung der Monographie der Kommission E lautet: 4 bis 6 g Droge als mittlere Tagesdosis.

Lagerungshinweise
Vor Licht und Feuchtigkeit schützen.

Fenchel (*Foeniculum vulgare* MILL.)

Angewandte Pflanzenteile

Bitterfenchel und Fenchel sind zwei deutsche Bezeichnungen für die gleiche Heilpflanze, Foeniculum vulgare. Angewandt werden die Früchte der überwiegend aus kontrolliertem Anbau stammenden Pflanzen. Da Fenchel nutritiv als Gemüse zum Massengebrauch gezüchtet wird, also große Flächen mit zum Teil unterschiedlichen Sorten bestellt werden, ist es wichtig, für die medizinische Anwendung nur Samen aus geprüftem Anbau zu nehmen, die den Anforderungen des Arzneibuchs entsprechen.

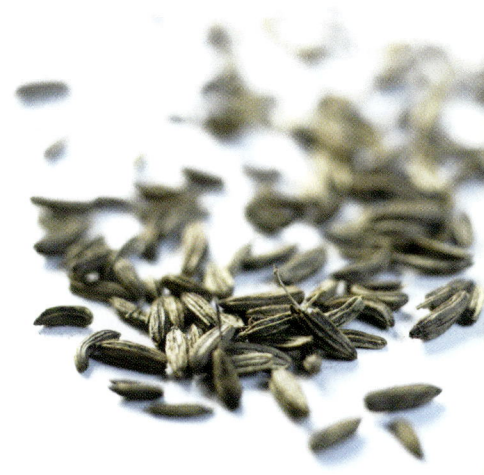

Wirksame Inhaltsstoffe

Ätherisches Öl (nach Arzneibuch mindestens 4 Prozent, die zu 50 bis 70 Prozent aus trans-Anethol und zu 20 Prozent aus Fenchon bestehen).

Wirkung

Sekretolytikum, Expektorans, Spasmolytikum, Karminativum.

Wirkmechanismus

Das ätherische Öl des Fenchels wirkt nicht nur karminativ und spasmolytisch, es besitzt auch eine erregende Wirkung auf die Darmmuskulatur bzw. das Flimmerepithel der Atemwege. Von diesem Mechanismus rühren die sekretomotorischen Effekte der Fenchelsamen her.

Art der Anwendung

Fenchel wird als Tee sowohl zur Monotherapie – dann vor allem bei Verdauungsbeschwerden – als auch in Kombination mit anderen Drogen verwendet. In den Erkältungstees ist er wegen seiner sekretolytischen und sekretomotorischen Effekte enthalten.

Monographie

Von der Kommission E und ESCOP positiv monographiert.
Anwendungsgebiete der Monographie der Kommission E: Dyspeptische Beschwerden wie leichte, krampfartige Magen-Darm-Beschwerden, Völlegefühl, Blähungen. Katarrhe der oberen Luftwege.

Dosierung

Die Empfehlung der Monographie der Kommission E lautet: Die empfohlene Tagesdosis beträgt 5 bis 7 g Droge

Lagerungshinweise

Vor Licht und Feuchtigkeit schützen, nicht zu lange lagern (ätherisches Öl!).

Süßholz (*Glycyrrhiza glabra* L.)

Angewandte Pflanzenteile
Verwendet wird die Wurzel der überwiegend aus dem Anbau stammenden Pflanzen.

Wirksame Inhaltsstoffe
Triterpensaponine (2 bis 15 Prozent, darunter vor allem Glycyrrhizin), Flavonoide, Cumarine.

Wirkung
Antiphlogistikum, Expektorans, Ulkusprophylaktikum.

Wirkmechanismus
Die antiphlogistischen und spasmolytischen Effekte der Droge an der Magenschleimhaut sind zwar sowohl experimentell als auch klinisch belegt, der Wirkmechanismus jedoch konnte bisher nicht vollständig geklärt werden. Man nimmt an, dass die Schleimhautprotektion über mehrere Wirkmechanismen gleichzeitig geschieht.

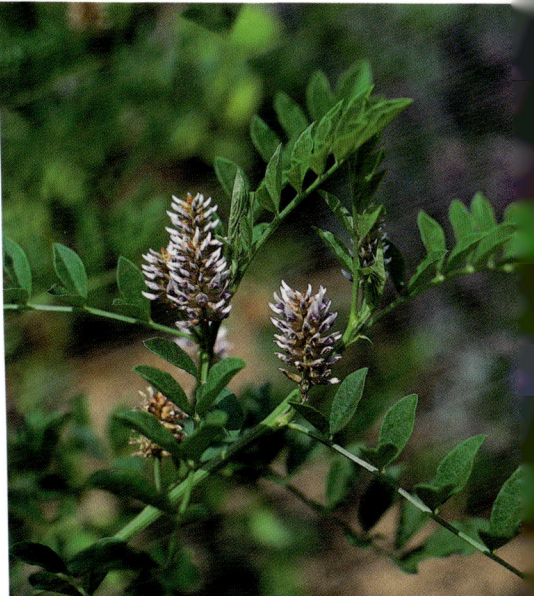

In experimentellen Untersuchungen konnte die antiphlogistische Wirkung vor allem für die Glycyrrhizinsäure nachgewiesen werden. Der Wirkmechanismus läuft allerdings nicht direkt über die Hemmung der Prostaglandinsynthese, sondern indirekt, indem die Wanderung der Leukozyten zum Entzündungsort gebremst wird. In der Leber wirkt Glycyrrhizinsäure als Antioxidans.

Sowohl bei der Glycyrrhizinsäure als auch bei ihren Aglykonen spricht man außerdem von mineralokortikoiden Effekten. Auch sie sind an der Anti-Ulkus-Aktivität der Droge beteiligt.

Die in der Droge enthaltenen Saponine entfalten außerdem sekretolytische und sekretomotorische Wirkungen an den oberen Atemwegen.

Art der Anwendung
Süßholz ist ein potentes Ulkustherapeutikum, aber auch der ideale Kombinationspartner für Teemischungen bei Infektionen der oberen Atemwege. Wegen seines süßen Geschmacks und seiner guten Verträglichkeit wird es oft auch als Geschmackskorrigens verwendet.

Besondere Hinweise

Infolge der mineralokortikoiden Effekte von Glycyrrhizin führt eine längere Einnahmen hoher Dosen (mehr als 50 g Droge täglich) zu Hypokaliämie, Hypernatriämie, Ödemen, Hypertension und Herzbeschwerden. Bei empfindlichen Personen kann sich auch ein Pseudoaldosteronismus mit allen Symptomen entwickeln. Diese Beschwerden verschwinden allerdings nach Absetzen der Droge innerhalb von wenigen Tagen.

Bei cholestatischen Lebererkrankungen, Hypertonie und Hypokaliämie sollte Süßholz nicht eingenommen werden.

Monographie

Von der Kommission E positiv monographiert.

Anwendungsgebiete der Monographie der Kommission E: Katarrhe der oberen Luftwege und Ulcus ventriculi/duodeni.

Dosierung

Die Empfehlung der Monographie der Kommission E lautet: Die mittlere Tagesdosis beträgt 5 bis 15 g Droge entsprechend 200 bis 800 mg Glycyrrhizin.

Lagerungshinweise

Vor Licht und Feuchtigkeit schützen.

Primel (*Primula veris* L.)

Angewandte Pflanzenteile

Primel und Schlüsselblume sind zwei deutsche Bezeichnungen für die gleiche Heilpflanze, die Primula veris. Angewandt werden sowohl die Blüten (mit oder ohne Kelch) als auch die Wurzel der meist aus Sammlung stammenden Pflanze. Zum Teil wird sie mittlerweile auch angebaut. Die Wurzel sollte am besten im dritten Jahr geerntet werden, da sie zu diesem Zeitpunkt die meisten Wirkstoffe enthält.

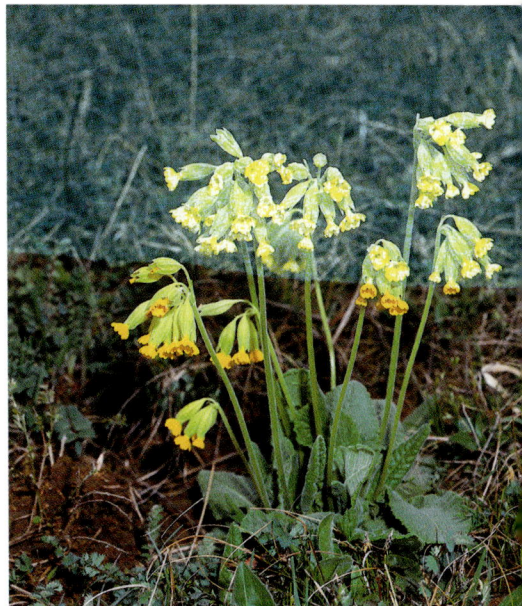

Wirksame Inhaltsstoffe

Triterpensaponine (in den Kelchen bis zu 2 Prozent, in der Wurzel bis zu 10 Prozent), Phenolglykoside, in den Blüten zusätzlich Flavonoide.

Wirkung

Expektorans, Sekretolytikum.

Wirkmechanismus

Es gibt eine Reihe von Untersuchungen, die eine sekretolytische und sekretomotorische Wirkung der Saponine aus der Primel nachweisen konnten.

Art der Anwendung

Die Droge ist in zahlreichen Teekombinationen enthalten. Als Fertigarzneimittel haben sich Primelblüten vor allem als Kombinationspartner in pflanzlichen Sinusitis-Präparaten bewährt.

Besondere Hinweise

Bei empfindlichen Personen (Primelallergie) kann es zu Hautreaktionen kommen, bei Überdosierung treten Magenbeschwerden wie Brechreiz und Übelkeit oder Durchfall auf.

Monographie

Von der Kommission E und ESCOP positiv monograhiert.
Anwendungsgebiete der Monographie der Kommission E: Katarrhe der Luftwege.

Dosierung

Die Empfehlung der Monographie der Kommission E lautet: Die mittlere Tagesdosis beträgt bei den Blüten 3 g Droge, bei der Wurzel 1 g.

Lagerungshinweise

Vor Licht und Feuchtigkeit schützen.

2.2.1.3 Art der Anwendung

Bei der Behandlung von Bronchitiden und Laryngitiden leistet Wärme genauso wie erhöhte Flüssigkeitsaufnahme einen eigenständigen therapeutischen Beitrag. Der Tee sollte daher immer frisch zubereitet und gut warm getrunken werden.

Je nach Intensität der Symptomatik wird drei bis viermal täglich oder auch alle 2 Stunden eine Portion getrunken.

2.2.1.4 Bewährte Rezepturen

Zur Therapie von Bronchitiden und Laryngitiden eignen sich vor allem Kombinationstees. Nachdem die Symptomatik individuell sehr unterschiedliche Qualität und Ausprägung annehmen kann, sind auch jeweils etwas unterschiedliche Kombinationen sinnvoll:

- Beim trockenen Husten sind Kombinationen aus Ätherisch-Öl-Drogen mit Schleimdrogen am besten geeignet.
- Beim feuchten, produktiven Husten sollte man lieber eine Kombination aus Ätherisch-Öl-Drogen mit Saponindrogen wählen, genauso wie bei Erkrankungen der unteren Atemwege.

Je nach Symptomatik stehen bei den Hauptindikationen „akute und subakute Bronchialinfektionen" die Muzilaginosa (mit Hilfe von Eibisch, Spitzwegerich und Isländisch Moos) stärker oder schwächer im Vordergrund, ergänzt durch Ätherisch-Öl-Drogen wie Thymian, Bitterfenchel und Süßholz.

Will man die expektorierende Wirkung zusätzlich unterstützen, kann eine Beimischung von Primelblüten nützlich sein. Efeu ist dagegen für die Teezubereitung weniger geeignet, er sollte besser in Form eines gut definierten Monopräparates angewendet werden.

Beispiele für ausgewogene individuelle Rezepturen:
1.   Primulae rad.   (Primelwurzel)
     Thymi herb.   (Thymiankraut)
     Plantagin. lanc. herb.   (Spitzwegerichkraut)   aa ad 100,0
     M.f.spec. D.S. Dosierung: Zwei Teelöffel mit 150 ml heißem Wasser überbrühen, 15 Minuten abgedeckt ziehen lassen, anschließend abseihen. Mehrmals täglich 1 bis 2 Tassen gut warm trinken.

2.   Cardui Helenii rad.   (Alantwurzelstock)
     Lichen island.   (Isländisches Moos)
     Farfarae fol.   (Huflattichblätter)
     Pulmonariae herb.   (Lungenkraut)   aa ad 100,0
     M.f.spec. D.S. Dosierung: Einen Teelöffel mit 150 ml heißem Wasser überbrühen, 10 bis 15 Minuten abgedeckt ziehen lassen, anschließend abseihen. Mehrmals täglich 1 bis 2 Tassen gut warm trinken.

2.2.1.5 Fertig-Kombinationen

Medizinische Tees sind auch als Fertigmischungen in der Apotheke zu haben. Sie bieten den Patienten einige Vorteile: Die richtige Dosierung ist gesichert, durch geeignete Verpackung bleiben die ätherischen Öle erhalten und der Tee kann sich nicht entmischen.

Idealerweise umfasst ein für die Indikationen Bronchitis und Laryngitis bestimmter Tee Drogen, die wie Eibisch, Spitzwegerich und Isländisch Moos muzilaginose Effekte haben, kombiniert mit Sekretolytika und Expektorantien wie Thymian, Fenchel oder Süßholz.

Als ein Beispiel für einen gut begründeten Fertigtee sei der Sidroga Husten- und Bronchialtee N genannt.

Sidroga Husten- und Bronchialtee N   (Sidroga)

Zusammensetzung:
Arzneilich wirksame Bestandteile: Thymian, Eibischwurzel, Spitzwegerich-kraut, Isländisches Moos, Bitterfenchel, Süßholzwurzel.
Anwendungsgebiet:
Bei Bronchitis und Katarrhen der oberen Luftwege.
Gegenanzeigen:
Keine bekannt.
Wechselwirkungen:
Keine bekannt.
Nebenwirkungen:
Keine bekannt.
Dosierung:
1 bis 2 Filterbeutel werden mit siedendem Wasser (150 ml) übergossen, bedeckt etwa 10 Minuten ziehen gelassen und wieder entnommen. Soweit nicht anders verordnet wird eine Tasse des frisch bereiteten Tees mehrmals täglich getrunken.

Tee-Therapie auf einen Blick

Indikation	Bronchitis, Laryngitis
Therapiedauer	je nach Symptomatik, bei chronischen Bronchitiden ist auch eine längere Einnahme sinnvoll
Prävention	absolutes Rauchverbot, Stärkung der Abwehrkraft, Abhärtung
Dosierung	drei- bis viermal täglich eine Tasse, bei akuten Erkrankungen mit starker Symptomatik alle zwei Stunden eine Tasse des frisch zubereiteten, gut warmen Tees
Anwendung bei Kindern	sehr gut geeignet; bei Kleinkindern halbe Dosis
Anwendung bei Senioren	sehr gut geeignet
Geeignete Drogen	Thymian, Eibisch, Spitzwegerich, Isländisches Moos, Fenchel, Süßholzwurzel
Besonders zu beachten	wegen seines mineralokortikoiden Effektes sollte *Süßholz* nicht länger als 4 bis 6 Wochen verwendet werden, während der Einnahme sollte auf kaliumreiche Kost geachtet werden; die empfohlene Dosis sollte nicht überschritten werden

2.2.2 Saisonale Infekte
2.2.2.1 Allgemeine medizinische Hinweise

Erkältungen gehören zu den Krankheiten, deren Behandlung – bis auf genau definierte Ausnahmen – bereits seit längerem von den gesetzlichen Krankenkassen nicht mehr übernommen wird. Die meisten Patienten suchen daher im Erkrankungsfall nicht die ärztliche Praxis auf, sondern greifen zunächst zur **Selbstbehandlung**. Neben altbewährten Hausmitteln unterschiedlicher Wirkmechanismen (wie Wickeln, Inhalationen usw.) spielen dabei vor allem die auf dem Markt vorhandenen rezeptfreien Fertigpräparate eine zentrale Rolle. Erkältungsmittel sind die am meisten verkauften OTC-Medikamente überhaupt.

Trotzdem erweisen sich die so genannten banalen Infekte in vielen Fällen als dringend behandlungsbedürftig. Vor allem dann, wenn sie mit massiven Beeinträchtigungen des Wohlbefindens des Betroffenen einhergehen oder mit dem Auftreten schwerer Komplikationen gerechnet werden kann.

Erkältungen stellen außerdem in der kalten Jahreszeit die häufigste Ursache für **Arbeitsunfähigkeit** dar, so dass mindestens die volkswirtschaftliche Bedeutung dieser Erkrankungen von keinem als Bagatelle abgetan werden kann. Natürlich ist das Selbstheilungspotential der Betroffenen in der Regel hoch genug, aus eigener Kraft die Heilung zu bewältigen. Bei Kindern, Senioren und Personen mit einer herabgesetzten Immunität sollte aber in jedem Falle eine angemessene Diagnose und gegebenenfalls eine konsequente Therapie unter ärztliche Aufsicht erfolgen.

Da es sich bei saisonalen Infekten epidemiologischen Untersuchungen zur Folge in etwa 80 Prozent der Fälle um virale Infektionen handelt, sind Antibiotika in der Regel nicht indiziert. Nachdem es bisher keine kausale Therapie gibt, konzentriert sich die Behandlung auf die Unterstützung der Selbstheilungskräfte und die Linderung von Symptomen. Der Einsatz von medizinischen Tees ist bei dieser Indikation daher die **Therapie der ersten Wahl**. Die Tee-Therapie kann außerdem stets auch in Kombination mit anderen Behandlungsmöglichkeiten durchgeführt werden.

2.2.2.2 Die wichtigsten, für die Behandlung geeigneten Heilpflanzen

Linde (*Tilia cordata* MILL., *Tilia platyphyllos* SCOP.)

Angewandte Pflanzenteile
Angewandt werden die Blüten der Winterlinde *(Tilia cordata)* und der Sommerlinde *(Tilia platyphyllos)*, die aus Wildsammlungen stammen.

Wirksame Inhaltsstoffe
Flavonoide (ca. 1 Prozent), Schleim (ca. 10 Prozent), Gerbstoffe (ca. 2 Prozent).

Wirkung
Diaphoretikum, Bronchospasmolytikum.

Wirkmechanismus
Für Lindenblüten-Teezubereitungen sind diaphoretische Effekte beschrieben. Auf welchen Inhaltsstoffen die schweißtreibende Wirkung jedoch beruht, konnte bisher nicht eindeutig geklärt werden. Der in den Blüten enthaltene Schleim ist schleimhautprotektiv und wirkt dem Hustenreiz entgegen.

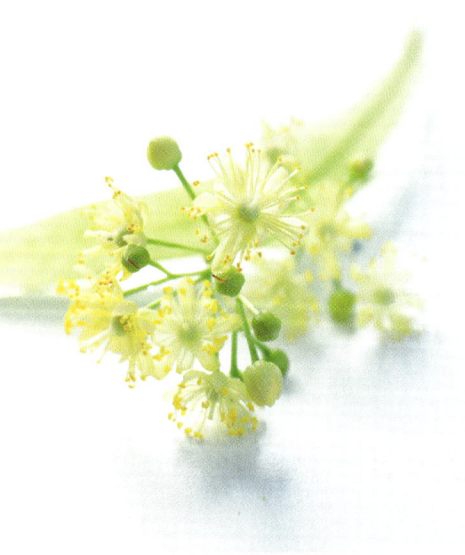

Art der Anwendung
Da die Einnahme von Flüssigkeit für die Entfaltung von diaphoretischen Effekten notwendig ist, eignen sich Lindenblüten vor allem zur Teezubereitung. Sie sind als Monodroge oder als Kombinationspartner in vielen Teemischungen enthalten.

Monographie
Von der Kommission E positiv monographiert. Anwendungsgebiete der Monographie der Kommission E: Erkältungskrankheiten und damit verbundener Husten.

Dosierung
Die Empfehlung der Monographie der Kommission E lautet: Die mittlere Tagesdosis beträgt 2 bis 4 g Droge.

Lagerungshinweise
Vor Licht und Feuchtigkeit schützen.

Mädesüß (*Filipendula ulmaria* MAXIM.)

Angewandte Pflanzenteile
Echtes Mädesüß und Spierstaude sind zwei
deutsche Bezeichnungen für eine Heilpflanze,
die Filipendula ulmaria. Verwendet werden die
Blüten der meist wild gesammelten Pflanzen.

Wirksame Inhaltsstoffe
Flavonoide (etwa 0,5 Prozent), Gerbstoffe, wenig
ätherisches Öl (besteht zu 75 Prozent aus
Salicylaldehyd).

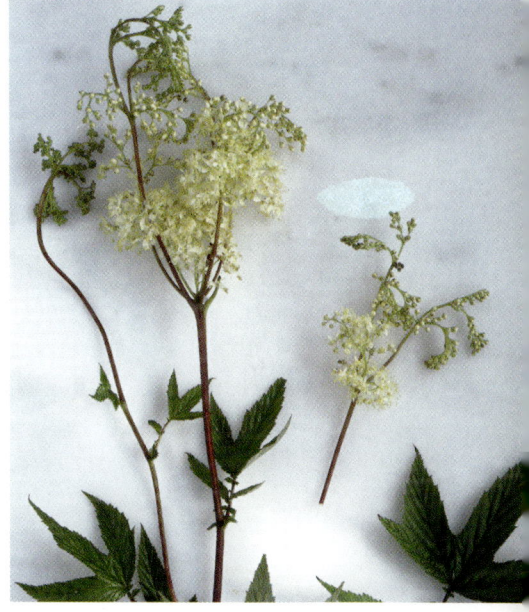

Wirkung
Diaphoretikum.

Wirkmechanismus
Auf welche Inhaltsstoffe die schweißtreibende
Wirkung zurückgeht, oder ob sie vor allem
durch das zugeführte warme Wasser verursacht
wird, ist nicht eindeutig geklärt.
Die enthaltenen Salicylate entfalten außerdem
eine schwache Salicylsäure-ähnliche Wirkung.

Art der Anwendung
Da die Einnahme von Flüssigkeit für die Entfaltung von diaphoretischen
Effekten notwendig ist, eignet sich Mädesüß vor allem zur Teezubereitung.
Es ist als Kombinationspartner in vielen Teemischungen enthalten.

Monographie
Von der Kommission E positiv monographiert.
Anwendungsgebiete der Monographie der Kommission E: Zur unter-
stützenden Behandlung von Erkältungskrankheiten.

Dosierung
Die Empfehlung der Monographie der Kommission E lautet: Die mittlere
Tagesdosis bei Blüten beträgt 2,5 bis 3,5 g Droge.

Lagerungshinweise
Vor Feuchtigkeit und Licht schützen.

Holunder (*Sambucus nigra* L.)

Angewandte Pflanzenteile
Zur medizinischen Anwendung kommen vor allem die Blüten des überwiegend aus Wildsammlung stammenden schwarzen Holunders. In der Volksmedizin werden auch die Früchte (Beeren) konsumiert, vor allem als Saft oder Marmelade.

Wirksame Inhaltsstoffe
Ätherisches Öl (etwa 0,1 Prozent), Flavonoide (etwa 1,8 Prozent, vor allem als Quercetin), Chlorogensäure (etwa 3 Prozent).

Wirkung
Diaphoretikum, Bronchosekretolytikum.

Wirkmechanismus
Der positive Einfluss von Holunderzubereitungen auf Erkältungssymptome ist durch zahlreiche, vor allem ältere Publikationen belegt. Auf welchen Inhaltsstoffen die schweißtreibende Wirkung jedoch beruht, ist umstritten.

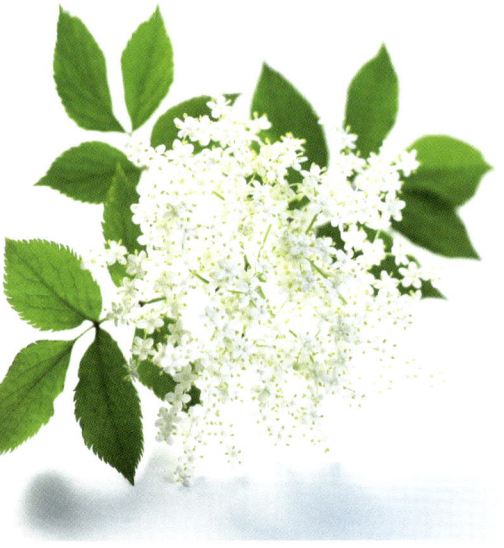

Art der Anwendung
Da die Einnahme von Flüssigkeit für die Entfaltung von diaphoretischen Effekten notwendig ist, eignen sich Holunderblüten vor allem zur Teezubereitung. Sie sind als Kombinationspartner – auch wegen ihres guten Geschmacks – in den meisten Erkältungstees enthalten.

Monographie
Von der Kommission E positiv monographiert.

Dosierung
Die Empfehlung der Monographie der Kommission E lautet: Die mittlere Tagesdosis beträgt 10 bis 16 g Droge.

Lagerungshinweise
Vor Licht und Feuchtigkeit schützen.

2.2.2.3 Art der Anwendung

Zur Unterstützung der Selbstheilungskräfte und Linderung der Symptome der stets akuten Erkrankungen ist eine Art Stoßtherapie, am besten bei den ersten Anzeichen der Erkrankung, sinnvoll. Dazu kann man beispielsweise innerhalb einer Stunde schluckweise einen vollen Liter eines Erkältungstees trinken, eventuell in Kombination mit einem heißem Vollbad oder heißen Fußbädern. Anschließend sollte sich der Patient mindestens für eine halbe Stunde ins Bett legen und nachschwitzen, bevor er die Kleidung wechselt. Voraussetzung für eine solche Intensivtherapie ist allerdings ein sehr gesunder Kreislauf!

Hat man für die „Kur" nicht die Zeit oder lassen die äußeren Bedingungen eine solche Therapie nicht zu, so kann man den Tee auf drei bis vier Tassen über den Tag verteilt trinken. Bei starken Beschwerden kann alle zwei Stunden eine Tasse konsumiert werden.

Der Tee sollte möglichst frisch zubereitet sein, wofür sich auch am Arbeitsplatz oder unterwegs ein Fertigtee besonders gut eignet. Es ist sinnvoll, die Tee-Therapie bis zum vollständigen Abklingen der Symptome fortzuführen.

Zur Vorbeugung und Immunstimulation können außerdem Echinacea-Präparate eingesetzt werden. Die Droge eignet sich nicht für Teezubereitung. Statt dessen gibt es Fertigpräparate, in denen Echinacea-Extrakte in Kombination mit anderen Drogen enthalten sind.

2.2.2.4 Bewährte Rezepturen

Will man eine Teemischung mit der Indikation „saisonale Infektionen mit Fieber" komponieren, muss man in jedem Falle eine der diaphoretisch wirkenden Drogen nehmen. Lindenblüten oder Holunderblüten gehören daher zum Standard in allen Erkältungstees. Als Adjuvans eignen sich Heilpflanzen wie Sanddorn oder schwarze Johannisbeere, die Vitamin C enthalten.

Eine typische Rezeptur eines schweißtreibenden Tees lautet:

Sambuci flos	(Holunderblüten)	
Tiliae flos	(Lindenblüten)	
Matricariae flos	(Kamillenblüten)	aa ad 100,0

M.f.spec. D.S. Dosierung: 2 bis 3 Teelöffel mit 250 ml kochendem Wasser übergießen, 10 Minuten abgedeckt ziehen lassen, abseihen. Möglichst heiß schluckweise trinken.

2.2.2.5 Fertig-Kombinationen

Medizinische Tees sind auch als Fertigmischungen in der Apotheke zu haben. Sie bieten den Patienten einige Vorteile: Die richtige Dosierung ist gesichert, durch geeignete Verpackung bleiben die ätherischen Öle erhalten und der Tee kann sich nicht entmischen.

Als ein Beispiel für einen gut begründeten Fertigtee bei saisonalen Infekten sei der Sidroga Erkältungstee N genannt.

Sidroga Erkältungstee N   (Sidroga)

Zusammensetzung:
Arzneilich wirksame Bestandteile: Lindenblüten, Mädesüßblüten, Holunderblüten. Sonstige Bestandteile: Hagebuttenschalen, Quendelkraut.
Anwendungsgebiet:
Bei fieberhaften Erkältungskrankheiten, in denen Schwitzen erwünscht ist.
Gegenanzeigen:
Keine bekannt.
Wechselwirkungen:
Keine bekannt.
Nebenwirkungen:
Keine bekannt.
Dosierung:
1 bis 2 Filterbeutel werden mit siedendem Wasser (150 ml) übergossen, bedeckt etwa 10 Minuten ziehen gelassen und wieder entnommen. Soweit nicht anders verordnet wird eine Tasse des frisch bereiteten Tees mehrmals täglich getrunken.

Tee-Therapie auf einen Blick

Indikation	fieberhafte Erkältungen
Therapiedauer	bis zur vollständiger Genesung
Prävention	Abhärtung, Immunstärkung z. B. mit einem Echinacea-Präparat
Dosierung	drei bis vier Tassen über den Tag verteilt, bei starken Beschwerden alle zwei Stunden eine Tasse
Anwendung bei Kindern	sehr gut geeignet; bei Kleinkindern halbe Dosis
Anwendung bei Senioren	sehr gut geeignet
Geeignete Drogen	Lindenblüten, Holunderblüten, Mädesüßblüten
Besonders zu beachten	der Genuss roher *Holunderbeeren* kann Übelkeit und Erbrechen hervorrufen

2.2.3 Entzündungen im Mund- und Rachenraum
2.2.3.1 Allgemeine medizinische Hinweise

Beschwerden des Mund- und Rachenraums können auf mehrere Ursachen zurückgehen. Sie können

- als Folge bzw. als Symptom einer saisonalen Infektion auftreten,
- die Symptomatik einer Lebensmittel-Unverträglichkeit darstellen,
- bei Angina tonsillaris und Pharyngitis auftreten,
- auf eine Zahnfleischentzündung zurückgeführt werden.

Entzündungen im Mund- und Rachenraum sind daher häufig eine **interdisziplinäre Aufgabe** zwischen dem behandelnden Hausarzt, dem HNO-Facharzt und dem Zahnarzt.

Unabhängig von der Schwere der Erkrankung ist der Stellenwert medizinischer Tees bei diesen Beschwerden fast immer sehr hoch. Sie sollten daher wie bei den saisonalen Infektionen als **Therapie der ersten Wahl** zum Einsatz kommen, oder begleitend bei Anginen und Pharyngitiden für Linderung der Symptomatik sorgen.

Der Mundraum gehört zu den Körperregionen, die zwar stark wahrgenommen, trotzdem aber oft vernachlässigt werden. Nicht selten erlebt man im Praxisalltag, dass ein Patient seine meist als sehr störend und schmerzhaft empfundenen Beschwerden im Mundraum nicht richtig orten kann. Dem Arzt stellt sich hier deshalb auch die Aufgabe, die **Sensibilität** für diesen Raum zu stärken und – durch die Anleitung zur regelmäßigen Pflege – präventiv zu wirken.

2.2.3.2 Die wichtigsten, für die Behandlung geeigneten Heilpflanzen

Salbei (*Salvia officinalis* L.)

Angewandte Pflanzenteile

Angewandt werden die Blätter der überwiegend aus kontrolliertem Anbau stammenden Pflanzen. Nur bestimmte Spezies eignen sich zu medizinischer Anwendung. Da aber Salbei auch zum nutritiven Massengebrauch als Gewürz gezüchtet wird, also große Flächen mit zum Teil unterschiedlichen Sorten bestellt werden, ist es wichtig darauf zu achten, dass für die medizinische Verwendung die richtigen Drogen verwendet werden. Das garantieren nur apothekenpflichtige Produkte.

Wirksame Inhaltsstoffe

Ätherisches Öl (nach Arzneibuch mindestens 1,5 Prozent, das bis zu 60 Prozent aus Thujon besteht), Gerbstoff (3 bis 7 Prozent), Bitterstoffe, Flavonoide (1 bis 3 Prozent).

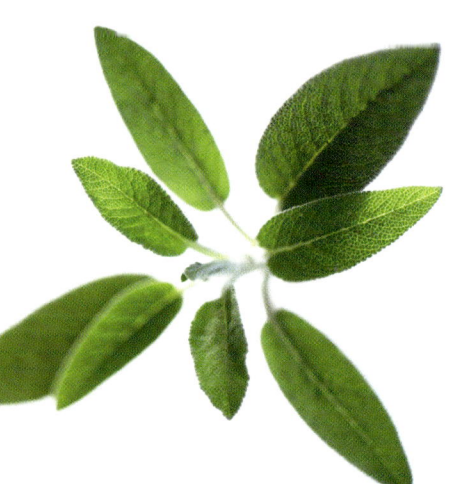

Wirkung

Adstringens, Antiphlogistikum, Antihydrotikum

Wirkmechanismus

Der Einsatz von wässrigen Salbeizubereitungen zur antiphlogistischen Therapie im Mund- und Rachenraum, also bei Gingivitis, Stomatitis, aber auch bei Laryngitis, ist durch empirische Erfahrungen untermauert. Pharmakologische Untersuchungen der einzelnen Inhaltsstoffe und deren Wirkmechanismen stehen dagegen noch aus.
Die antihydrotischen Effekte von Salbei wiederum konnten bereits sowohl in Tierexperimenten als auch am Menschen gezeigt werden.

Art der Anwendung

Wässrige Zubereitungen aus Salbeiblättern eignen sich sowohl zum Gurgeln als auch zum Trinken. Etwas seltener findet man Salbei auch als Kombinationspartner in Tees, die gegen Verdauungsbeschwerden helfen sollen.

Besondere Hinweise

Bei Überdosierung (mehr als 15 g Salbeiblätter pro Einzeldosis) oder bei längerer Einnahme kann das darin enthaltene Thujon zu unerwünschten kardialen Nebenwirkungen wie Tachykardien führen bzw. Hitzegefühl, Krämpfe oder Schwindelgefühle auslösen.
Zubereitung aus Salbeiblättern und besonders das reine ätherische Öl sind in der Schwangerschaft und Stillzeit kontraindiziert.

Monographie

Von der Kommission E und ESCOP positiv monographiert.
Anwendungsgebiete der Monographie der Kommission E: Äußere Anwendung: Entzündungen der Mund- und Rachenschleimhaut. Innere Anwendung: Dyspeptische Beschwerden, vermehrte Schweißsekretion.

Dosierung

Die Empfehlung der Monographie der Kommission E lautet: Die Einzeldosis für innere Anwendung beträgt 1 bis 1,5 g Droge auf eine Tasse Wasser mehrmals täglich, zum Gurgeln und Spülen sollten 2,5 g Droge pro Tasse verwendet werden.

Lagerungshinweise

Vor Licht und Feuchtigkeit schützen, nicht zu lange lagern (ätherisches Öl!).

Eibisch (*Althaea officinalis* L.)

Angewandte Pflanzenteile
Verwendet wird die Wurzel der meist aus Kulturen stammenden Pflanzen.

Wirksame Inhaltsstoffe
Schleim (5 bis 10 Prozent abhängig vom Erntezeitpunkt.)

Wirkung
Antitussivum.

Wirkmechanismus
Der Wirkmechanismus ist wissenschaftlich nicht geklärt, die Wirkung ist dagegen in zahlreichen Publikationen gut beschrieben. Eibisch wirkt reizlindernd und antitussiv, eignet sich aber nicht als Expektorans.

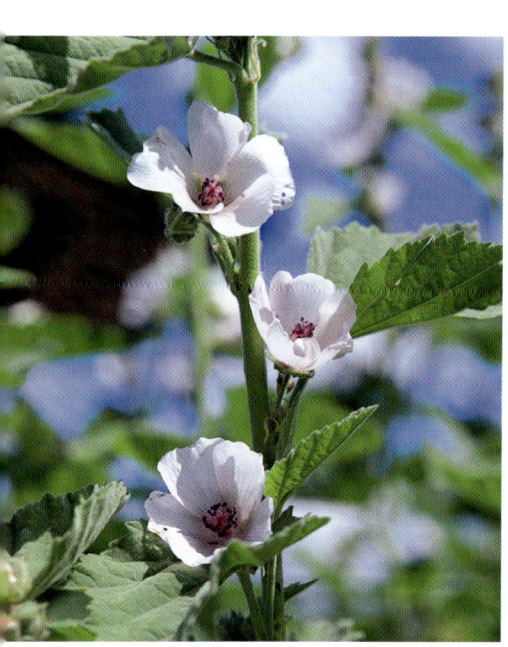

Art der Anwendung
Wird vor allem als Kaltauszug zubereitet.

Monographie
Von der Kommission E und ESCOP positiv monographiert.
Anwendungsgebiete der Monographie der Kommission E: Schleimhautreizungen im Mund- und Rachenraum und damit verbundener trockener Reizhusten.

Dosierung
Die Empfehlung der Monographie der Kommission E lautet: Die mittlere Tagesdosis beträgt 5 g Droge.

Lagerungshinweise
Die getrocknete Wurzel ist vor allem gegen Feuchtigkeit empfindlich, daher vor Feuchtigkeit und Licht schützen.

Kamille (*Matricaria recutita* L.)

Angewandte Pflanzenteile

Angewandt werden ausschließlich die Blüten der Echten Kamille (Matricariae flos), die überwiegend aus kontrolliertem Anbau stammen. Für die Wirksamkeit entscheidend ist, dass Rohstoffe verwendet werden, die den Anforderungen des Arzneibuchs entsprechen. Bei Drogen, die wie die Kamille zum nutritiven Massengebrauch bestimmt sind, ist das oft nicht der Fall.

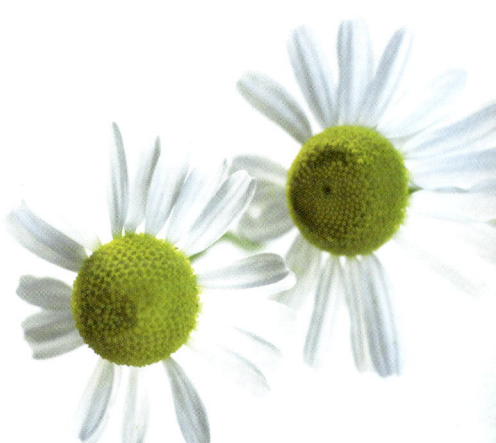

Wirksame Inhaltsstoffe

Zum ätherischen Öl zählende Terpenoide, besonders Chamazulen und Bisabolol. Weiter Flavonoide und Schleimstoffe.

Wirkung

Antiphlogistikum, Spasmolytikum, Karminativum.

Wirkmechanismus

Chamazulen und Bisabolol haben in Tierversuchen antiphlogistische Effekte gezeigt. Das in der Kamille enthaltene Flavonoid Apigenin hat eine nachgewiesen spasmolytische Wirkung. Die pektinartigen Schleimstoffe, die vor allem Heilungsprozesse auf der Schleimhaut fördern, sind wasserlöslich und werden deshalb bevorzugt durch den Aufguss mit heißem Wasser z.B. bei der Teezubereitung, extrahiert.

Art der Anwendung

Kamille eignet sich sowohl zur Monotherapie als auch zur Kombination mit anderen Drogen. Für die Behandlung von Beschwerden im Mundbereich ist der Tee auch zum Gurgeln geeignet.

Besondere Hinweise

Kamille ist ein Korbblütler. Für Personen, die unter einer Korbblütler-Unverträglichkeit leiden, sind sowohl die Droge als auch ihre Zubereitungen kontraindiziert.

Monographie

Von der Kommission E positiv monographiert.
Anwendungsgebiete der Monographie der Kommission E: Innerlich:

Gastro-intestinale Spasmen und entzündliche Erkrankungen des Gastro-Intestinal-Traktes.

Dosierung

Die Empfehlung der Monographie der Kommission E lautet: 1 gehäufter Esslöffel Kamillenblüten auf 1 Tasse (150 ml) Wasser, bei Magen-Darm-Erkrankungen drei- bis viermal täglich.

Lagerungshinweise

Vor Licht und Feuchtigkeit schützen, nicht zu lange lagern (ätherisches Öl!).

2.2.3.3 Art der Anwendung

Der Tee wird zu Mundspülung und zum Gurgeln verwendet. Er soll angenehm warm sein und kann nach dem Gurgeln durchaus auch hinuntergeschluckt werden.

Er wird frisch zubereitet. Das gilt besonders für Salbei und Kamille. Er sollte sehr regelmäßig, notfalls auch stündlich bis zum vollständigen Abklingen der Symptome angewendet werden.

2.2.3.4 Bewährte Rezepturen

Schleimdrogen wie Salbei, Eibisch oder Wilde Malve sollten grundsätzlich nicht kombiniert werden. Sie werden stets als Monotees gekocht und verwendet.

Hält es der Arzt für sinnvoll, noch eine ergänzende Therapie mit Kamille zu verordnen, wird auch diese nicht mit der Schleimdroge gemischt, sondern gesondert gekocht und im Wechsel mit dem Salbei- oder Eibischtee angewendet.

2.2.3.5 Fertig-Kombinationen

Medizinische Tees sind auch als Fertigtees in der Apotheke zu haben. Auch im Falle eines Monotees bieten sie dem Patienten den Vorteil einer genaueren Dosierung und einer leichteren Zubereitung. Ein Fertigtee besitzt deshalb in der Regel auch dann eine höhere therapeutische Wirksamkeit, wenn nur eine Droge enthalten ist.

Als ein Beispiel für einen gut begründeten Fertigtee sei der Sidroga Hals- und Rachentee genannt.

Sidroga Hals- und Rachentee N   (Sidroga)

Zusammensetzung:
Arzneilich wirksame Bestandteile: Salbeiblätter.
Anwendungsgebiet:
Bei Entzündungen der Mund- und Rachenschleimhaut.
Gegenanzeigen:
Keine bekannt.
Wechselwirkungen:
Keine bekannt.
Nebenwirkungen:
Keine bekannt.
Hinweis:
Die Einnahme von Zubereitungen aus Salbeiblättern kann bei stillenden Müttern zur Beeinträchtigung der Milchbildung führen.
Dosierung:
Für die Anwendung im Mund-Rachen-Bereich wird mit einem wie folgt bereiteten Teeaufguss gespült oder gegurgelt: 1 Filterbeutel wird mit siedendem Wasser (100 ml) übergossen und etwa 10 bis 15 Minuten ziehen gelassen. Beutel schwach ausdrücken und herausnehmen.

Tee-Therapie auf einen Blick

Indikation	Entzündungen des Mund- und Rachenraums
Therapiedauer	bis zum vollständigen Abklingen der Beschwerden
Prävention	regelmäßige Zahn- und Mundpflege, Erkältungsprophylaxe
Dosierung	zum Trinken oder Gurgeln ein Beutel auf eine Tasse Wasser
Anwendung bei Kindern	bei Kleinkindern halbe Dosis
Anwendung bei Senioren	bei Senioren halbe Dosis
Geeignete Drogen	Salbei, Eibisch, Kamille
Besonders zu beachten	in der Schwangerschaft und Stillzeit sollte *Salbei* nicht eingenommen werden

2.3 Nieren- und Harnwegsorgane

Während sich die Erkrankungen des Herz-Kreislauf-Systems einer breiten öffentlichen Aufmerksamkeit erfreuen, gehören Probleme der renalen Ausscheidung bei den Patienten meist zu den Tabuthemen. Das führt dazu, dass die meisten Betroffenen versuchen, ihre Symptome zunächst selbst „in den Griff" zu bekommen (oft durch die völlig falsche Strategie des Nichttrinkens) und erst dann den Arzt aufsuchen, wenn die Symptomatik bereits bis zur Unerträglichkeit fortgeschritten ist. Besonders bei älteren Patienten sollte deshalb der Hausarzt routinemäßig von sich aus die Ausscheidungsfunktionen abfragen, und auf **präventive Maßnahmen**, zu denen auch urologische Tees gehören, hinweisen.

Neben der primären Anregung der Harnausscheidung ist die sogenannte **Durchspülungstherapie** besonders bei akuten und chronischen Harnwegsinfekten wichtig. Wenn diese nicht hochfieberhaft oder mit Komplikationen verlaufen, sind Antibiotika oder Sulfonamide nicht indiziert. In diesen Fällen sind pflanzliche Arzneimittel, besonders in Form von medizinischen Tees Mittel der ersten Wahl. Die gleichen Drogen, die bei Infektionen der Harnwege angewandt werden, eignen sich auch zu Behandlung funktioneller, dysurischer Beschwerden („Reizblase") und zur unterstützenden Behandlung von Steinbildungen.

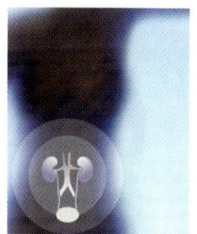

Die gutartige **Prostatahyperplasie** bedarf besonderer Maßnahmen und wird in einem gesonderten Kapitel betrachtet. Sie ist eine Domäne der definierten Extraktpräparate und weniger für eine Tee-Therapie geeignet. Eine Ausnahme macht hier lediglich die Brennnesselwurzel.

2.3.1 Durchspülungstherapie
2.3.1.1 Allgemeine medizinische Hinweise

Die häufigste Ursache für Infektionen der ableitenden Harnwege sind heute – ähnlich wie bei den Erkältungen – Virusinfekte. Das bedeutet, dass bei Symptombildern, die nicht mit Fieber einhergehen, eine antibiotische Therapie in der Regel nicht indiziert ist. Auch dort, wo sie sinnvollerweise zum Einsatz kommen, lösen Antibiotika das Problem oft nicht wirklich dauerhaft. Auch nach einem erfolgreichen Einsatz eines Antibiotikums kommt es nämlich häufig zu Rezidiven, die zu einer Chronifizierung der Erkrankung führen können.

Chronische Harnwegsinfekte sind heute weitverbreitet und treten, wie epidemiologische Daten zeigen, deutlich häufiger bei Frauen als bei Männern auf. Sie sind oft asymptomatisch oder äußern sich durch einen strengen Geruch des Harns, manchmal auch durch wechselnde dysurische Beschwerden. Im Harnsediment finden sich vermehrt Leukozyten und sogenannte Zylinder. Eine Harnkultur gibt darüber Auskunft, inwiefern und welche Erreger eine Rolle spielen

Selbst wenn die Erkrankung stumm verläuft, ist es aus medizinischer Sicht wünschenswert, die Keimbesiedelung der Harnwege dauerhaft zu beheben. Das dürfte mit Hilfe von medizinischen Tees eher möglich sein als mit wiederholten Antibiotika-Gaben. Die Tee-Therapie bietet im Vergleich zu jeder anderen Therapieform unter anderem auch den Vorteil, dass sie mit Flüssigkeitszufuhr verbunden ist. Es ist müßig darüber zu streiten, inwieweit die positiven therapeutischen Effekte urologischer Tees auf die darin enthaltenen Wirkstoffe zurückgehen oder welchen Anteil am Erfolg die hohe Zufuhr warmer Flüssigkeit hat. Ein Faktum bleibt, dass sie als Therapie der ersten Wahl die besten langfristigen Resultate erzielen kann, und dass sie auch zur Prophylaxe gut einsetzbar ist.

Einige der in diesem Bereich wirksamen Drogen wie beispielsweise die Bärentraube, eignen sich nur bedingt für die Teezubereitung. Es wird daher empfohlen, während der akuten Infektion die vorhandenen Fertigpräparate zusammen mit der Tee-Therapie zu verwenden.

2.3.1.2 Die wichtigsten, für die Behandlung geeigneten Heilpflanzen

Brennnessel (*Urtica dioica* L.)

Angewandte Pflanzenteile
Angewandt werden die Blätter der wild gesammelten Spezies *Urtica dioica* und *Urtica
urens.*

Wirksame Inhaltsstoffe
Flavonoide (1 bis 2 Prozent), Silikate (1 bis 4 Prozent), Sitosterol, Kaffeesäureester.

Wirkung
Aquaretikum, Diuretikum.

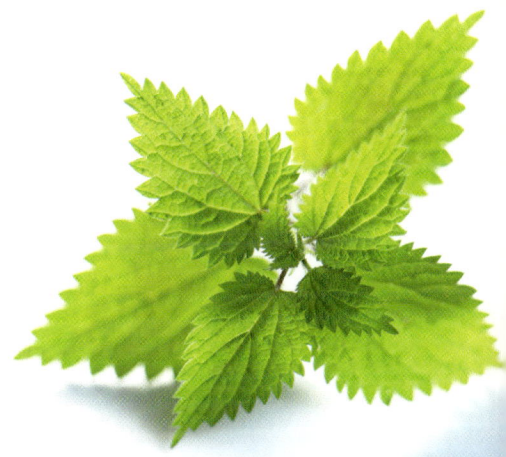

Wirkmechanismus
Der Einsatz von Zubereitungen aus Brennnesselblättern zur Durchspülungstherapie bei Nieren-
und Blasenproblemen und zur unterstützenden
Behandlung von rheumatischen Beschwerden ist traditionell begründet. In
vitro konnte eine Hemmung der Leukotriensynthese nachgewiesen werden,
was die antiphlogistischen Effekte erklärt.
Außerdem konnte eine erhöhte Harnausscheidung beobachtet werden, die
mit erhöhten Chlorid- und Harnstoff-Konzentrationen einherging.

Art der Anwendung
Brennnesselblätter eigenen sich vor allem zur Teezubeitung. Extrakte aus
dieser Droge sind aber auch in einigen Fertigarzneimitteln enthalten.

Besondere Hinweise
Für Patienten mit Ödemen in Folge eingeschränkter Herz- oder Nierentätig-
keit ist die Durchspülungstherapie nicht geeignet.
Auf reichliche Zufuhr von Flüssigkeit sollte geachtet werden.

Anwendungsgebiete der Monographie der Kommission E: Zur Durchspülung bei bakteriellen Erkrankungen der ableitenden Harnwege und bei Nierengrieß, zur unterstützenden Behandlung rheumatischer Beschwerden.

Dosierung

Die Empfehlung der Monographie der Kommission E lautet: Die mittlere Tagesdosis beträgt mehrmals täglich 2 bis 3 g Droge.

Lagerungshinweise

Vor Licht und Feuchtigkeit schützen.

Orthosiphon (*Orthosiphon aristatus* MIQ.)

Angewandte Pflanzenteile
Die aus Asien stammende Pflanze ist in Deutschland unter den Namen Javatee, Javanischer Nierentee, Indischer Nierentee aber auch als Katzenbart bekannt. In Fachkreisen hat sich, um Verwirrungen zu vermeiden, der lateinische Hauptnahmen Orthosiphon durchgesetzt. Zu medizinischen Zwecken verwendet werden die Blätter der aus Kulturen stammenden Pflanzen.

Wirksame Inhaltsstoffe
Flavonoide (etwa 0,2 Prozent), Kaliumsalze (3 Prozent) und geringe Mengen vom ätherischen Öl, in dem bisher mehr als 60 Komponenten isoliert werden konnten, die meisten davon Sesquiterpene.

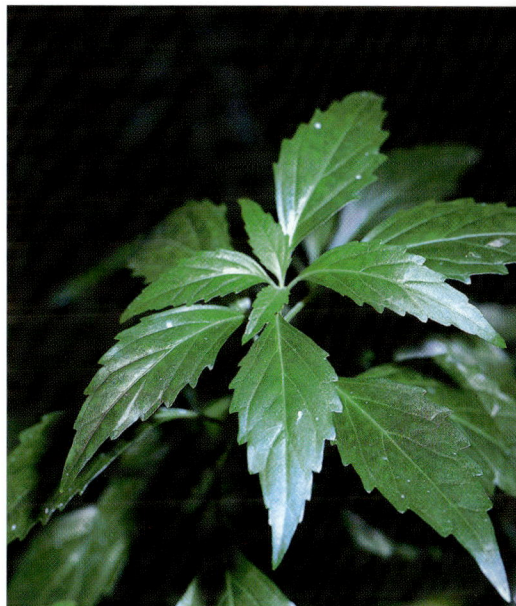

Wirkung
Diuretikum.

Wirkmechanismus
Die diuretische Wirkung von Orthosiphon ist unbestritten, bisher ist es aber nicht gelungen dafür einen schlüssigen Wirkmechanismus zu finden. Man weiß allerdings, dass die Diurese nicht auf Wasserdiurese beruht, da auch Natriumchlorid vermehrt ausgeschieden wird.

Art der Anwendung
Wird vor allem in Kombinationstees verwendet, ist aber auch als Kombinationspartner in einigen Fertigarzneimitteln aus der Gruppe der Diuretika und Urologika enthalten.

Besondere Hinweise
Soll die Therapie wirksam sein, muss der Patient reichlich Flüssigkeit zu sich nehmen.
Für Patienten mit Ödemen in Folge eingeschränkter Herz- oder Nierentätigkeit ist die Durchspülungstherapie nicht geeignet.

Monographie
Von der Kommission E und ESCOP positiv monographiert.

Anwendungsgebiete der Monographie der Kommission E: Zur Durchspülung bei bakteriellen und entzündlichen Erkrankungen der ableitenden
Harnwege und bei Nierengrieß.

Dosierung

Die Empfehlung der Monographie der Kommission E lautet: Die mittlere
Tagesdosis beträgt mehrmals täglich 2 bis 3 g Droge.

Lagerungshinweise

Vor Licht und Feuchtigkeit schützen.

Goldrute (*Solidago virgaurea* L. und *Solidago gigantea* AIT.)

Angewandte Pflanzenteile

Zur Anwendung kommt das Kraut der meist wild gesammelten Pflanzen. Die sogenannte Echte Goldrute, *Solidago virgaurea*, ist auf dem Weltmarkt knapp und daher teuer, so dass man in den meisten Produkten heute die Riesengoldrute, *Solidago gigantea*, verwendet. Diese Spezies hat ein ähnliches Spektrum an Inhaltsstoffen wie die Echte Goldrute, so dass die Monographie der Kommission E für beide die gleichen Angaben zur Anwendung macht.

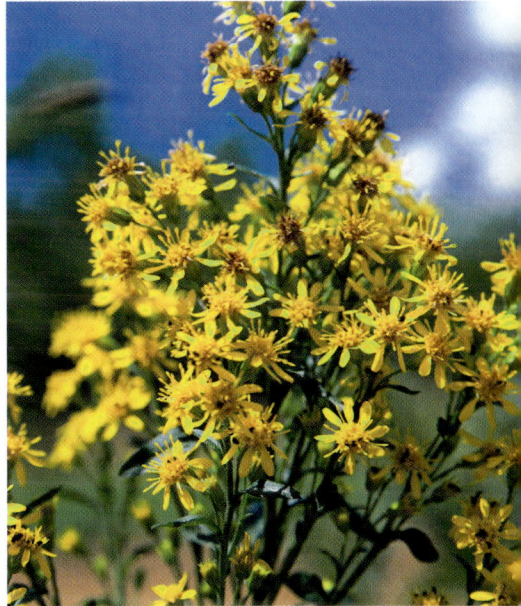

Wirksame Inhaltsstoffe

Flavonoide (etwa 1,4 Prozent), Saponine (etwa 2,4 Prozent), wenig ätherisches Öl, Phenolcarbonsäuren, Gerbstoffe.

Wirkung

Diuretikum, Antiphlogistikum.

Wirkmechanismus

Die in der Droge enthaltenen Flavonoide und Saponine entfalten neben diuretischen auch antiphlogistische Wirkungen, die in Tierexperimenten nachvollzogen werden konnten. Über die Stärke dieser Effekte wird noch diskutiert, da die in der Literatur publizierten Experimente in ihren Ergebnissen zu sehr unterschiedlich starken Effekten gekommen sind.

Aus klinischer Empirie ist eine diuretische Wirksamkeit der Goldrute gut bekannt, die vor allem bei akuten und chronischen Harnwegsinfekten und bei renal verursachten Ödemen zu positiven therapeutischen Effekten führt.

Art der Anwendung

Solidago ist eine der wichtigsten diuretisch wirksamen Drogen. Das Kraut ist in den meisten urologischen Tees enthalten, genauso wie in vielen pflanzlichen Fertigpräparaten.

Besondere Hinweise

Soll die Therapie wirksam sein, muss der Patient reichlich Flüssigkeit zu sich nehmen.

Für Patienten mit Ödemen in Folge eingeschränkter Herz- oder Nierentätigkeit ist die Durchspülungstherapie nicht geeignet.

Monographie

Von der Kommission E (Solidago virgaurea auch von ESCOP) positiv monographiert.

Anwendungsgebiete der Monographie der Kommission E: Zur Durchspülung bei entzündlichen Erkrankungen der ableitenden Harnwege, Harnsteinen und Harngrieß, zur vorbeugenden Behandlung bei Harnsteinen und Nierengrieß.

Dosierung

Die Empfehlung der Monographie der Kommission E lautet: Die mittlere Tagesdosis beträgt 10 g Droge.

Lagerungshinweise

Vor Licht und Feuchtigkeit schützen.

Hauhechel (*Ononis spinosa* L.)

Angewandte Pflanzenteile
Angewandt wird die Wurzel der wild gesammelten Pflanze.

Wirksame Inhaltsstoffe
Isoflavone (besonders Ononin), Triterpene (Onocerin), Sterole (vor allem Sitosterol) und wenig ätherisches Öl (maximal 0,1 Prozent, die Hauptkomponente ist trans-Anethol).

Wirkung
Mildes Diuretikum.

Wirkmechanismus
Die Wirkung ist durch Tierexperimente gut belegt, trotzdem ist es bisher nicht gelungen, den Wirkmechanismus eindeutig zu erklären oder bestimmten Inhaltsstoffen zuzuordnen.

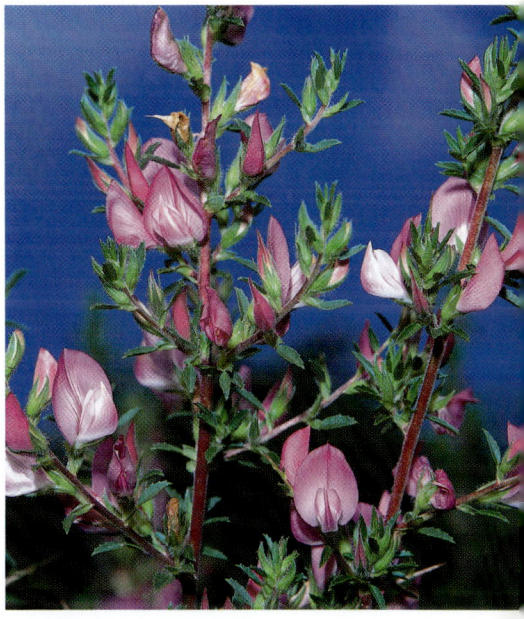

Art der Anwendung
Wird vor allem als Bestandteil von Kombinationstees verwendet, ist aber auch als Kombinationspartner in einigen pflanzlichen Diuretika enthalten.

Besondere Hinweise
Voraussetzung für eine wirksame Therapie ist eine reichliche Flüssigkeitszufuhr.
Für Patienten mit Ödemen in Folge eingeschränkter Herz- oder Nierentätigkeit ist die Durchspülungstherapie nicht geeignet.

Monographie
Von der Kommission E und ESCOP positiv monographiert.
Anwendungsgebiete der Monographie der Kommission E: Zur Durchspülung bei entzündlichen Erkrankungen der ableitenden Harnwege. Als Durchspülung zur Vorbeugung und Behandlung von Nierengrieß.

Dosierung
Die Empfehlung der Monographie der Kommission E lautet: Mittlere Einzelgabe 2 g Droge, bis zu sechsmal am Tag.

Lagerungshinweise
Vor Licht und Feuchtigkeit schützen.

Bärentraube (*Arctostaphylos uvae-ursi* SPRENGEL)

Angewandte Pflanzenteile
Angewandt werden ausschließlich die aus Wildsammlungen stammenden Blätter des Strauches.

Wirksame Inhaltsstoffe
Hydrochinonglykoside (Arbutin und Methylarbutin), Gerbstoffe, Flavonoide, Triterpene.

Wirkung
Harndesinfiziens.

Wirkmechanismus
Bärentraube wirkt gut antibakteriell, aber nicht diuretisch. Der Wirkmechanismus, der sich hinter den antibakteriellen Effekten verbirgt, konnte vollständig entschlüsselt werden. Aus dem in der Droge enthaltenen Arbutin entstehen durch Spaltung zunächst die beiden Ausscheidungsprodukte Glukuronid und Schwefelsäureester, die dann im Harn miteinander zum freien Hydrochinon reagieren. Ist die Konzentration des Hydrochinon im Harn hoch genug, wirkt es ausgeprägt antibakteriell. Das Wirkmaximum liegt etwa drei bis vier Stunden nach Einnahme der Pflanzenzubereitung.

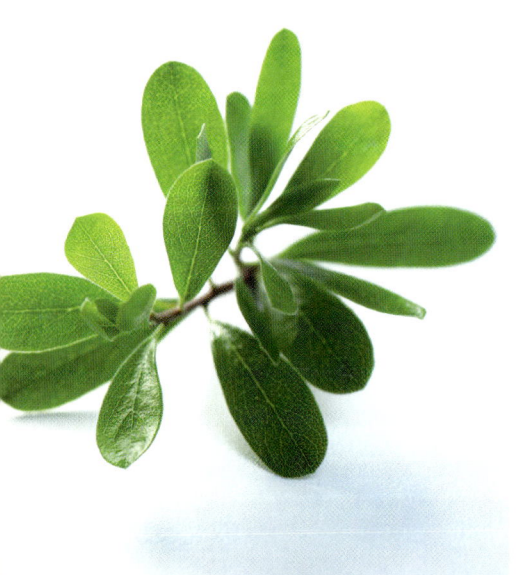

Voraussetzung für diese Reaktion ist allerdings ein leicht alkalischer Harn. Auf eine Proteus-vulgaris-Infektion reagiert der Harn leicht alkalisch, genauso auf eine betont pflanzliche Nahrung. Auch die Gabe von Natriumhydrogenkarbonat führt, wenn auch nur kurzfristig, zu einer pH-Verschiebung des Harns in die alkalische Richtung.

Art der Anwendung
Bärentraube kann zwar als Tee zubereitet werden, das Kaltwasser-Mazerat ist aber – da es weniger Gerbstoffe enthält – besser verträglich. Wegen der antibakteriellen Wirkung ist Bärentraube außerdem in vielen pflanzlichen Fertigpräparaten mit dem Anwendungsbereich „Erkrankungen der ableitenden Harnwege" als Kombinationspartner enthalten.
Für langfristige Therapie ist die Droge jedoch nicht geeignet.

Besondere Hinweise

Nachdem ein alkalischer Harn eine Voraussetzung für die Wirksamkeit der Bärentraube ist, sollten Zubereitung dieser Droge nicht gleichzeitig mit Mitteln wie beispielsweise Vitamin C gegeben werden, die zu Bildung eines sauren Harns führen.

Die bitteren Gerbstoffe können bei Patienten mit empfindlicher Magenschleimhaut zu Übelkeit und Erbrechen führen.

Monographie

Von der Kommission E und ESCOP positiv monographiert.

Anwendungsgebiete der Monographie der Kommission E: Entzündliche Erkrankungen der ableitenden Harnwege.

Dosierung

Die Empfehlung der Monographie der Kommission E lautet: Einzeldosis 3 g Droge auf 150 ml Wasser als Aufguss oder Kaltmazerat, Tagesdosis bis zu viermal 3 g Droge.

Lagerungshinweise

Vor Licht und Feuchtigkeit schützen.

2.3.1.3 Art der Anwendung

Im Gegensatz zu den meisten Indikationen sollte der medizinische Tee bei Nieren- und Blasenbeschwerden in möglichst großen Mengen (mindestens 1 bis 1,5 Liter) und über längere Zeiträume (durchaus Monate) getrunken werden. Man kann morgens jeweils eine ausreichende Menge kochen, sie in einer Thermoskanne aufbewahren und tassenweise in regelmäßigen Abständen über den Tag verteilt trinken. Lediglich die Bärentraubenblätter bilden eine Ausnahme: Diese sollen ohne ärztliche Verordnung nicht länger als eine Woche und nicht öfter als 5-mal pro Jahr verwendet werden.

2.3.1.4 Bewährte Rezepturen

Bei infektionsbedingten Problemen der ableitenden Harnwege hat sich eine Tee-Therapie aus verschiedenen nierenwirksamen Drogen bewährt. Besonders sinnvoll ist die im Kapitel 2.3.1.5 vorgestellte Kombination aus Birkenblättern, Orthosiphonblättern, Goldrutenkraut und Hauhechelwurzeln, denn diese Komponenten ergänzen sich nicht nur sinnvoll, sondern führen auch zu synergistischen Effekten.

Da der Tee für Langzeitanwendung bestimmt ist, spielt auch der Geschmack eine wichtige Rolle. In Nierentees sollte deshalb immer auch eine Droge enthalten sein, die als Korrigens für einen besseren Geschmack sorgt. Dazu sind Pfefferminze, Thymian oder Süßholzwurzel gleichermaßen geeignet.

Beispiele für weitere ausgewogene individuelle Rezepturen:
1. Petroselini fruct. (Petersilienwurzel)
   Equiseti herb. (Schachtelhalm)
   Thymi herb. (Korrigens) (Thymiankraut) aa ad 100,0
   M.f.spec. D.S. Dosierung: 2 Teelöffel mit 150 ml (oder entsprechende Menge auf 1 Liter) kochendem Wasser übergießen, 10 Minuten ziehen lassen, abseihen. Mehrmals täglich 1 bis 2 Tassen warm trinken, möglichst 1 bis 1,5 Liter pro Tag.

2. Juniperi fruct. (Wacholderbeeren)
   Ononidis rad. (Hauhechelwurzel)
   Liquiritiae rad. (Korrigens) (Süßholzwurzel) aa ad 100,0
   M.f.spec. D.S. Dosierung: 2 Teelöffel auf 150 ml Wasser kalt ansetzen, aufkochen, 15 Minuten ziehen lassen, abseihen. Mehrmals täglich 1 Tasse für maximal 1 Woche.

2.3.1.5 Fertig-Kombinationen

Medizinische Tees sind auch als Fertigmischungen in der Apotheke zu haben. Sie bieten den Patienten einige Vorteile: Die richtige Dosierung ist gesichert, durch geeignete Verpackung bleiben die ätherischen Öle erhalten und der Tee kann sich nicht entmischen.

Idealerweise umfasst ein Tee, der für die Indikationen Bronchitis und Laryngitis bestimmt ist, Drogen, die muzilaginose Effekte haben wie Eibisch, Spitzwegerich und Isländisch Moos, kombiniert mit Sekretolytika und Expektorantien wie Thymian, Fenchel oder Süßholz.

Als ein Beispiel für einen gut begründeten Fertigtee sei der Sidroga Blasen- und Nierentee genannt.

Sidroga Blasen- und Nierentee   (Sidroga)

Zusammensetzung:
Arzneilich wirksame Bestandteile: Birkenblätter, Orthosiphonblätter, Riesengoldrutenkraut, Hauhechelwurzel.
Anwendungsgebiet:
Bei Katarrhen im Bereich der Blase und Niere.
Gegenanzeigen:
Ödeme infolge eingeschränkter Herz- und Nierentätigkeit. Bei chronischen Nierenerkrankungen ist stets vor der Anwendung des Sidroga Blasen- und Nierentees der Arzt zu konsultieren.
Wechselwirkungen:
Keine bekannt.
Nebenwirkungen:
Keine bekannt.
Dosierung:
1 bis 2 Filterbeutel werden mit siedendem Wasser (150 ml) übergossen, bedeckt etwa 15 Minuten ziehen gelassen und wieder entnommen. Soweit nicht anders verordnet wird 3- bis 4mal täglich eine Tasse des frisch bereiteten Tees zwischen den Mahlzeiten getrunken.

Tee-Therapie auf einen Blick

Indikation	Katarrhe der Blase und der Niere, Infektionen der ableitenden Harnwege
Therapiedauer	langfristig, einige Monate
Prävention	Unterkühlungen vermeiden, ausreichend trinken
Dosierung	mindestens 1 bis 1,5 Liter täglich
Anwendung bei Kindern	bei Kleinkindern halbe Dosis
Anwendung bei Senioren	bei Senioren halbe Dosis
Geeignete Drogen	Birkenblätter, Orthosiphonblätter, Riesengoldrutenkraut, Hauhechelwurzel
Besonders zu beachten	für ausreichend Flüssigkeit sorgen; für Patienten mit Ödemen in Folge eingeschränkter Herz- oder Nierentätigkeit ist die Durchspülungstherapie nicht geeignet

2.3.2   Prostatabeschwerden
2.3.2.1 Allgemeine medizinische Hinweise

Prostataprobleme sind **Erkrankungen der zweiten Lebenshälfte**. Wie epidemiologische Studien zeigen, ist bei den 65jährigen etwa jeder zweite davon betroffen, zehn Jahre später leiden schon zwei Drittel aller Männer unter mehr oder weniger starken Miktionsbeschwerden. Angesichts der demographischen Entwicklung ist nachvollziehbar, welche soziale und wirtschaftliche Brisanz darin verborgen liegt.

Da es bisher nicht gelungen ist, eine ursächliche Therapie für dieses Leiden zu entwickeln (auch nach einer Prostatektomie oder transurethalen Resektion bleiben oft die Miktionsprobleme bestehen), beschränkt sich die Behandlung vor allem auf die symptomatische Linderung der Beschwerden. **Medikamentös** stehen dem Arzt chemisch definierte Präparate aus der Gruppe der α-Rezeptorenblocker und der 5a-Reduktasehemmer zur Verfügung. Beide beeinflussen zwar das Prostatawachstum, sie beseitigen aber damit nicht die Symptomatik der benignen Prostatahyperplasie (BPH) vollständig und bringen das Leiden meist auch nicht dauerhaft zum Stillstand. Das Spektrum der unerwünschten Nebenwirkungen dieser Medikation ist aber beträchtlich und gerade für ältere Patienten (orthostatische Regulationsstörungen oder Potenzprobleme) besonders schlecht tolerierbar.

Sökeland konnte zeigen, dass **Phytopharmaka** oft therapeutisch vergleichbar effektiv wirken, ohne unerwünschte Nebenwirkungen zu erzeugen. Da diese Medikamente wesentlich billiger sind, ist auch unter wirtschaftlichen Gesichtspunkten deren Anwendung in den Anfangsstadien sinnvoller. Vor allem für Präparate aus der Sägepalme und Brennnesselextrakte konnten in den letzten Jahren zahlreiche wissenschaftliche Belege der Wirksamkeit erarbeitet werden. Sie sind daher für die Behandlung der BPH im Stadium I und II die Therapie der ersten Wahl.

Medizinische Tees können hier vor allem adjuvant nützlich sein, z. B. bei sehr alten Männern, die Schwierigkeiten beim Schlucken von Kapseln haben. Da die meisten älteren Menschen grundsätzlich zu wenig trinken, ist warmer Tee für diese Klientel praktisch immer ein positiver Beitrag zur Gesundheit. Auch für Patienten, die gegen ihre Prostataprobleme ein chemisch-synthetisches Arzneimittel einnehmen, stellt der urologische Tee als Begleitmedikation, speziell mit dem Blick auf die subjektiv erlebte Symptomatik, eine sinnvolle Ergänzung dar.

2.3.2.2 Die wichtigsten, für die Behandlung geeigneten Heilpflanzen

Brennnessel (*Urtica dioica* L.)

Angewandte Pflanzenteile
Angewandt werden die Wurzeln der wild gesammelten Spezies *Urtica dioica* und *Urtica urens.*

Wirksame Inhaltsstoffe
Das UDA-Lectin (Urtica dioica Agglutinin), Polysaccharide, Sterole (z.B. Sitosterol), Phenylpropane.

Wirkung
Prostatamittel, Diuretikum.

Wirkmechanismus
Der Einsatz von Zubereitungen aus Brennnesselblättern zur Durchspülungstherapie bei Nieren- und Blasenproblemen und aus Brennnesselwurzeln zur Förderung der Miktion bei Prostataproblemen hat eine lange Tradition. Erst in den letzten Jahren aber hat man begonnen, die Wirkung systematisch wissenschaftlich zu untersuchen.

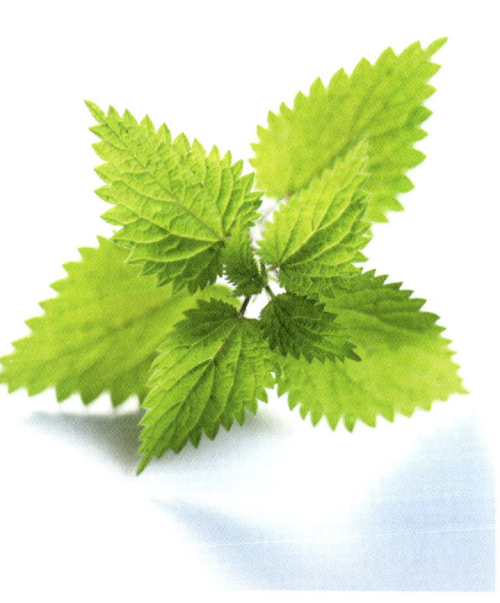

Die Annahme, dass durch die Wirkstoffe der Brennnesselwurzel der Stoffwechsel des Adenomgewebes verringert wird, was zu einer Abschwächung der Kongestionen und damit zu Verringerung der Obstruktion führt, konnte experimentell bestätigt werden. So wurde beispielsweise in vitro an menschlichen Zellen diese Wirkung reproduziert.

Auch klinisch sind Effekte wie die Erhöhung des Miktionsvolumen und des maximalen Harnflusses, sowie die Verringerung der Restharnmenge gut belegt. Welche Inhaltsstoffe jedoch diese Wirkungen verursachen, ist bisher nicht geklärt.

Art der Anwendung
Brennnesselwurzel wird zu Monotherapie und als Kombinationspartner verwendet. Sie ist sowohl in zahlreichen Tees als auch in Fertigarzneimitteln enthalten.

Besondere Hinweise
Für Patienten mit Ödemen in Folge eingeschränkter Herz- oder Nierentätigkeit ist die Durchspülungstherapie nicht geeignet.

Monographie
Von der Kommission E und ESCOP positiv monographiert.
Anwendungsgebiete der Monographie der Kommission E: Miktionsbeschwerden bei Prostataadenom Stadium I und II.

Dosierung
Die Empfehlung der Monographie der Kommission E lautet: Die Tagesdosis beträgt 4 bis 6 g Droge.

Lagerungshinweise
Vor Licht und Feuchtigkeit schützen.

2.3.2.3 Art der Anwendung

Der Tee sollte über eine lange Zeit – Monate bis Jahre – regelmäßig angewandt werden. Zwei- bis dreimal täglich werden eine bis zwei Tassen des angenehm warmen Tees getrunken. Abends sollte man etwa eine bis zwei Stunden vor dem Schlafengehen seine letzte Portion trinken, um die Nachtruhe nicht durch zusätzlichen Harndrang zu stören.

2.3.2.4 Bewährte Rezepturen

Von den zur Behandlung von Prostatabeschwerden bestimmten Drogen eignet sich lediglich die Brennnessel dazu, als Tee eingenommen zu werden.

2.3.2.5 Fertig-Kombinationen

Medizinische Tees können auch als Monotees in der Apotheke bezogen werden. Auch bei Monotees bieten sie dem Patienten im Vergleich zu offenen Drogen den Vorteil einer genaueren Dosierung und einer leichteren Zubereitung. Ein Fertigtee besitzt deshalb in der Regel auch dann eine höhere therapeutische Wirksamkeit, wenn er nur eine Droge enthält.

Als ein Beispiel für einen gut begründeten Fertigtee sei der Sidroga Prostatatee genannt.

Sidroga Prostatatee   (Sidroga)

Zusammensetzung:
Arzneilich wirksame Bestandteile: Brennnesselwurzel.
Sonstige Bestandteile: Pfefferminzblätter, Ingwerwurzelstock, Gewürznelken, Zimtrinde.
Anwendungsgebiet:
Miktionsbeschwerden bei benigner Prostatahyperplasie Stadium I und II nach Alken bzw. II bis III nach Vahlensieck.
Gegenanzeigen:
Keine bekannt.
Wechselwirkungen:
Keine bekannt.
Nebenwirkungen:
Keine bekannt.
Bei Überdosierung können Magen-Darm-Beschwerden auftreten.
Hinweis:
Das Medikament bessert nur die Beschwerden bei einer vergrößerten Prostata, ohne die Vergrößerung zu beheben. Daher sollte man den Arzt in regelmäßigen Abständen konsultieren. Insbesondere bei Blut im Urin oder bei akuter Harnverhaltung.
Dosierung:
1 Filterbeutel wird mit siedendem Wasser (150 ml) übergossen und etwa 10 Minuten ziehen gelassen. Zwei bis dreimal täglich eine Tasse trinken.

Tee-Therapie auf einen Blick

Indikation	Miktionsbeschwerden in Folge einer BPH
Therapiedauer	Monate bis Jahre
Prävention	ab dem 50. Lebensjahr oder beim Auftreten erster Beschwerden mit der Therapie beginnen
Dosierung	je nach Beschwerden zwei- bis dreimal täglich eine Tasse, bei starken Beschwerden auch viermal täglich zwei Tassen Tee
Geeignete Drogen	Brennnesselwurzel
Besonders zu beachten	bei *Blut im Urin* oder beim akuten *Harnverhalten* muss der Patient sofort den Arzt konsultieren

2.4 Nervensystem und Psyche

Beschwerden im Bereich des Nervensystems und der Psyche haben in den letzten Jahrzehnten spürbar zugenommen. Das hat vor allem mit den Anforderungen zu tun, denen heute Menschen im Alltag ausgesetzt sind. Die Informationsdichte, die man in der so genannten Informationsgesellschaft täglich verarbeiten muss, ist derart groß geworden, dass sie immer öfter zu einer **chronischen Überforderung** führt. Diese äußert sich klinisch auf der einen Seite als Unruhe und Konzentrationsstörungen, kann jedoch auch Schlaflosigkeit, Angstzustände oder Depressionen zur Folge haben.

In der einschlägigen Fachliteratur geht man davon aus, dass etwa 40 bis 70 Prozent dieser Störungen **unerkannt** bleiben. Viele Patienten versuchen, solche Probleme ohne den Arzt zu lösen, wie der Absatz der nicht rezeptpflichtigen Antidepressiva und Sedativa zeigt. Oft sind es außerdem die depressiven Patienten, die den Arzt wiederholt wegen wechselnder somatischer Beschwerden aufsuchen.

Während sich **Depressionen**, zu denen auch die Angsterkrankungen gezählt werden, nur eingeschränkt zur Behandlung mit medizinischen Tees eignen, gehören Schlafstörungen und Nervosität zu jenen Indikationen, bei denen Tees als Mittel der 1. Wahl eingesetzt werden können. Die inzwischen bewährte Therapie mit Johanniskrautpräparaten bei leichten bis mittelschweren Depressionen erfordert den Einsatz von standardisierten, hochdosierten Johanniskrautextrakten.

Auch bei **Schlafstörungen** und **Nervosität** ist es jedoch nicht empfehlenswert, reine Selbstmedikation zu betreiben. Auch bei diesen Störungen sollte man zunächst Ursachenerforschung betreiben, bevor eine Therapierichtung eingeschlagen wird, denn in vielen Fällen wird eine rein symptomatische Vorgehensweise nicht langfristig sinnvoll sein.

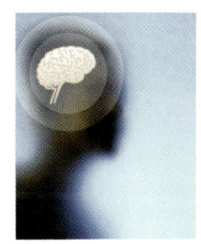

2.4.1 Schlafstörungen
2.4.1.1 Allgemeine medizinische Hinweise

Die Vorstellung darüber, wann eine behandlungsbedürftige Schlafstörung vorliegt und wann nicht, hat sich in den letzten Jahren stark gewandelt. Früher ging man von einer minimalen und einer optimalen Schlafdauer aus und berücksichtigte die Schlafqualität kaum. Nach der heutigen Auffassung ist vor allem das Ergebnis, **der erholsame Schlaf**, wichtig. Wenn also ein Patient über Müdigkeit tagsüber klagt oder während des Schlafes keine ausreichende Erholung findet, sollten zunächst in jedem Falle etwaige somatische Ursachen (z.B. Schlafapnoe) diagnostisch abgeklärt werden. Kann man sie ausschließen, braucht der Patient eine angemessene symptomatische Therapie.

Zu einer solchen gehören neben Medikamenten immer auch Maßnahmen der Schlafhygiene:
- Regelmäßig zu Bett gehen,
- am besten zwischen 22 und 23 Uhr schlafen gehen (zirkadianer Rhythmus),
- ruhiger Schlafplatz,
- gut belüftetes Schlafzimmer,
- keine schweren Speisen am Abend,
- keine Aufregung vor dem Schlafengehen,
- ggf. (vor allem bei Kindern) ein Einschlafsritual.

Bei Schlafstörungen unterscheiden wir zwischen **Einschlaf- und Durchschlafproblemen**. Bei der Therapie von Einschlafproblemen ist die Schlafhygiene essentiell. Bei Durchschlafproblemen handelt es sich oft um depressive Verstimmungen oder Störungen des zirkadianen Rhythmus, die am besten medikamentös und durch aufdeckende Gesprächstherapie behandelt werden.

Da abendliches Teetrinken eine sinnvolle Maßnahme aus dem Katalog der **Schlafhygiene** darstellt, ist die Anwendung eines medizinischen Tees zur (ggf. begleitenden) Behandlung der Schlafstörungen die Therapie der Wahl. Das hat außerdem den Vorteil der guten Verträglichkeit und des nicht vorhandenen Abhängigkeitspotentials, so dass der Tee auch langfristig getrunken werden kann.

2.4.1.2 Die wichtigsten, für die Behandlung geeigneten Heilpflanzen

Baldrian (*Valeriana officinalis* L.)

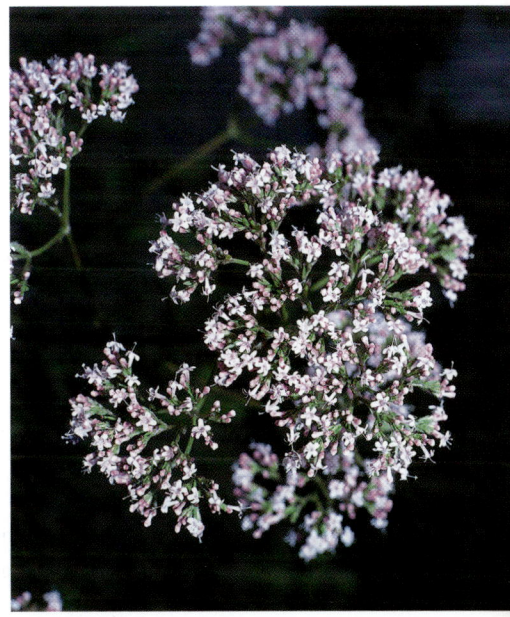

Angewandte Pflanzenteile

Für medizinische Zwecke ist nur der europäische Baldrian, Valeriana officinalis, geeignet. Angewandt werden die Wurzeln dieser überwiegend aus Anbau stammenden Pflanzen. Für die pharmazeutische Qualität ist es wichtig, dass die Wurzeln gemäß dem Arzneibuch schonend (unter 40 Grad Celsius) getrocknet werden.

Wirksame Inhaltsstoffe

Ätherisches Öl (0,3 bis 0,8 Prozent, es konnten mehr als 100 Bestandteile bestimmt werden, relevant sind besonders die Sesquiterpene Valerensäure und Acetoxyvalerensäure, die in den außereuropäischen Arten nicht vorkommen), Valepotriate (bis zu 1 Prozent), sehr wenig Alkaloide (maximal 0,05 Prozent).

Wirkung

Sedativum, Hypnotikum.

Wirkmechanismus

Es gibt eine Reihe experimenteller und klinischer Untersuchungen, die eine sedierende Wirkung von Baldrianwurzel-Zubereitungen nachweisen. Welche der Inhaltsstoffe jedoch wirksamkeitsbestimmend sind, konnte nicht eindeutig gezeigt werden. Man nimmt an, dass die dokumentierte klinische Wirkung nicht überwiegend oder alleine von einer Substanz verursacht wird, sondern das Ergebnis des Zusammenspiels mehrerer Inhaltsstoffe bzw. Stoffgruppen ist.

Art der Anwendung

Baldrian wird – wegen seines sehr strengen Geruchs – meist in Kombination mit anderen Drogen verwendet. Das gilt für die Teezubereitung genauso wie für Extrakte aus der Wurzel, die Fertigpräparaten zugesetzt werden. Diese werden nicht nur als Sedativa verordnet, sondern auch als pflanzliche Tranquilizer genutzt.

Monographie

Von der Kommission E und ESCOP positiv monographiert.
Anwendungsgebiete der Monographie der Kommission E: Unruhezustände,
nervös bedingte Einschlafstörungen.

Dosierung

Die Empfehlung der Monographie der Kommission E lautet: 2 bis 3 g Droge
pro Tasse ein- bis mehrmals täglich.

Lagerungshinweise

Vor Licht und Feuchtigkeit schützen, nicht zu lange lagern (ätherisches Öl!).

Hopfen (*Humulus lupulus* L.)

Angewandte Pflanzenteile
Verwendet werden die Zapfen, das heißt die weiblichen Blüten, der aus Kulturen stammenden Pflanzen.

Wirksame Inhaltsstoffe
Harzsubstanzen mit Bitterstoffen wie Humulon und Lupulon (15 bis 30 Prozent), ätherisches Öl (etwa 1 Prozent), Gerbstoffe (bis zu 4 Prozent), Flavonoide.

Wirkung
Sedativum.

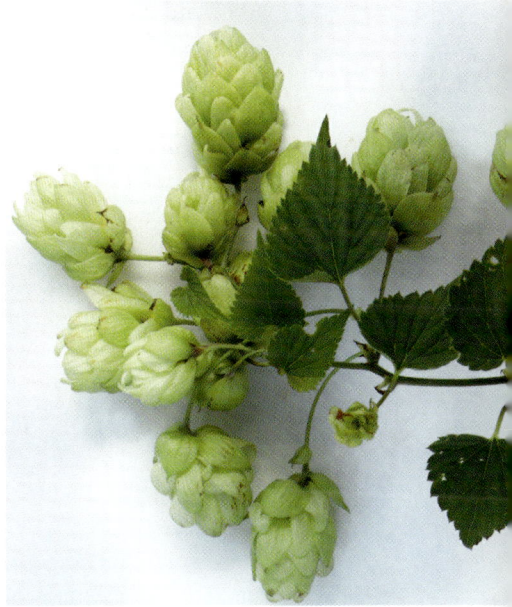

Wirkmechanismus
Der Wirkmechanismus ist wissenschaftlich nicht geklärt. Die Wirkung dagegen ist gut dokumentiert. Hopfen wirkt mild sedierend und einschlaffördernd.

Art der Anwendung
Hopfenzapfen können als Tee zubereitet werden. In dieser Form, aber auch in Fertigpräparaten, werden sie vor allem als Kombinationspartner verwendet.

Monographie
Von der Kommission E und ESCOP positiv monographiert.
Anwendungsgebiete der Monographie der Kommission E: Befindensstörungen wie Unruhe und Angstzustände, Schlafstörungen.

Dosierung
Die Empfehlung der Monographie der Kommission E lautet: Die Einzeldosis von 0,5 g Droge kann mehrmals täglich eingenommen werden.

Lagerungshinweise
Vor Licht und Feuchtigkeit schützen, nicht zu lange lagern (ätherisches Öl!).

Passionsblume (*Passiflora incarnata* L.)

Angewandte Pflanzenteile
Zur Anwendung kommt das Kraut der in Nord- und Südamerika heimischen Pflanze. Heute wird sie vor allem in tropischen und subtropischen Regionen der USA und Indiens angebaut.

Wirksame Inhaltsstoffe
Flavonoide (bis zu 2,5 Prozent, vor allem C-Glykosilverbindungen wie Vitexin), Maltol (etwa 0,05 Prozent). Ob auch die sogenannten Harmanalalkaloide dazu gehören, die eine Zeitlang für die wirkbestimmende Substanz gehalten wurden, ist umstritten.

Wirkung
Sedativum, Anxiolytikum.

Wirkmechanismus
In den Ursprungsländern wird Passionsblume gegen Angstzustände und als Spasmolytikum angewandt. Wissenschaftlich ist jedoch bisher lediglich die sedierende Wirkung von Passionsblume im Tierexperiment dokumentiert. Ein hypnotisch-sedativer Effekt eines Passiflora-Extraktes konnte außerdem an Probanden gezeigt werden.

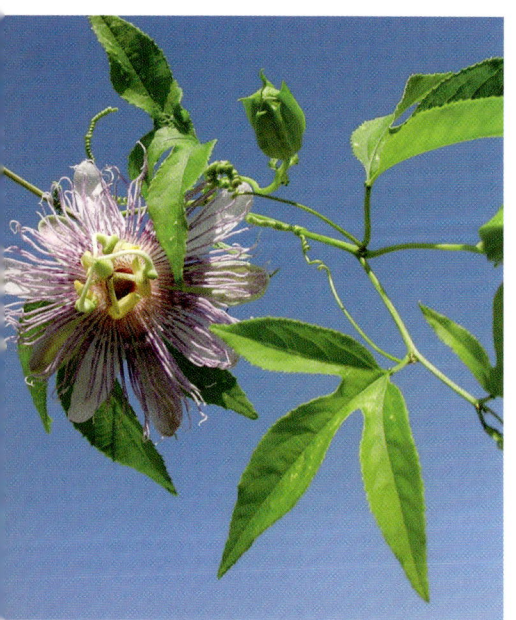

Art der Anwendung
Passiflora wird häufig als Kombinationspartner verwendet, sowohl in medizinischen Tees als auch in Fertigarzneimitteln.

Monographie
Von der Kommission E und ESCOP positiv monographiert.
Anwendungsgebiete der Monographie der Kommission E: Nervöse Unruhezustände.

Dosierung
Die Empfehlung der Monographie der Kommission E lautet: Die mittlere Tagesdosis beträgt 4 bis 8 g Droge.

Lagerungshinweise
Vor Licht und Feuchtigkeit schützen.

2.4.1.3 Art der Anwendung

Eine bis zwei Tassen des Tees werden etwa eine Stunde vor dem Schlafengehen getrunken. Der Tee sollte warm sein und darf mit Honig oder Zucker gesüßt werden. Anschließend sollten keine aufregenden Erlebnisse stattfinden, weder im echten Leben, noch am Bildschirm oder als Lektüre.

Eine der Voraussetzungen für schnelles Einschlafen sind warme Füße. Personen mit schlechter Durchblutung der Extremitäten helfen dabei Bettsocken und die altbewährte Wärmflasche, Kindern ein warmes Bad vor dem Schlafengehen. Zur Schlafhygiene gehört außerdem ein gut gelüftetes Schlafzimmer.

Ein Schlaftee kann durchaus auch über längere Zeit eingenommen werden. Man sollte jedoch wiederholte, schrittweise immer längere Pausen machen, um zu überprüfen, wie weit sich der eigene Schlafrhythmus wieder eingestellt hat.

2.4.1.4 Bewährte Rezepturen

Bei dieser Indikation sind Kombinationen unterschiedlich wirkender Drogen immer sinnvoll und auch üblich. Am häufigsten werden Baldrian und Hopfen kombiniert, beiden haben betont einschlaffördernde Wirkungen. Die Passionsblume wirkt ähnlich wie die Melisse beruhigend auf das vegetative Nervensystem, weshalb sie auch ein ideales Tagessedativum darstellt. Sind also vegetative Störungen („Nervosität") ein wesentlicher Anteil der Schlafstörungen, gehört die Passionsblume zur Teerezeptur.

Beispiele für ausgewogene individuelle Rezepturen:

1. Valerianae rad.   (Baldrianwurzel)
    Melissae fol.   (Melissenblätter)
    Lupuli strobul.   (Hopfenzapfen)   aa ad 100,0
    M.f.spec. D.S. Dosierung: 1 bis 2 Teelöffel mit 150 ml heißem Wasser überbrühen, 10 Minuten ziehen lassen, abseihen. Eine bis zwei Tassen zwei Stunden vor dem Schlafengehen angenehm warm und langsam trinken, auch über längere Zeit.

2. Valerianae rad.   (Baldrianwurzel)
    Passiflorae herb.   (Passionsblumenkraut)
    Menthae pip.fol.   (Pfefferminzblätter)   aa ad 100,0
    M.f.spec. D.S. Dosierung: 1 bis 2 Teelöffel mit 150 ml heißem Wasser überbrühen, 10 Minuten ziehen lassen, abseihen. Eine bis zwei Tassen zwei Stunden vor dem Schlafengehen angenehm warm und langsam trinken, auch über längere Zeit.

2.4.1.5 Fertig-Kombinationen

Medizinische Tees sind auch als Fertigmischungen in der Apotheke zu haben. Sie bieten den Patienten einige Vorteile: Die richtige Dosierung ist gesichert, durch geeignete Verpackung bleiben die ätherischen Öle erhalten und der Tee kann sich nicht entmischen.

Als ein Beispiel für einen gut begründeten Fertigtee sei der Sidroga Schlaf- und Nerventee N genannt.

Sidroga Schlaf- und Nerventee N   (Sidroga)

Zusammensetzung:
Arzneilich wirksame Bestandteile: Baldrianwurzel, Hopfenzapfen, Passionsblumenkraut, Pfefferminzblätter. Sonstige Bestandteile: Rosmarinblätter.

Anwendungsgebiet:
Bei nervösen Erregungszuständen und Einschlafstörungen.

Gegenanzeigen:
Keine bekannt.

Wechselwirkungen:
Keine bekannt.

Nebenwirkungen:
Keine bekannt.

Dosierung:
1 bis 2 Filterbeutel werden mit siedendem Wasser (150 ml) übergossen, bedeckt etwa 10 bis 15 Minuten ziehen gelassen und wieder entnommen. Soweit nicht anders verordnet wird zwei- bis dreimal täglich und vor dem Schlafengehen eine Tasse des frisch bereiteten Tees getrunken.

Tee-Therapie auf einen Blick

Indikation	Schlafstörungen
Therapiedauer	langfristig, die Therapie sollte nicht abrupt, sondern ausschleichend abgesetzt werden
Prävention	ruhiger Schlafplatz, gut gelüftetes Schlafzimmer, regelmäßige Lebensweise
Dosierung	eine bis zwei Tassen des angenehm warmen Tees werden etwa zwei Stunden vor dem Schlafengehen getrunken
Anwendung bei Kindern	je nach Alter ein Drittel oder die Hälfte der Normaldosis
Anwendung bei Senioren	meist reicht die halbe Dosis
Geeignete Drogen	Baldrian, Hopfen, Passionsblume
Besonders zu beachten	zeigt der Patient trotz Behandlung tagsüber Müdigkeit, muss geklärt werden, ob nicht Schlafapnoe oder eine andere schwere Erkrankung vorliegt

2.4.2 Nervosität
2.4.2.1 Allgemeine medizinische Hinweise

Nervosität ist ein traditioneller medizinischer Begriff, der eine umfangreiche Symptomatik in sich birgt. Als harte Diagnose, im Sinne der ICD-Systematik, wird er nicht verwendet. Der Begriff entspricht einer mehr ganzheitlichen Krankheitsauffassung, während die ICD-Diagnostik stark symptomatisch ausgerichtet ist. Unter Nervosität wird ein Zustand subsumiert, der sich individuell durch eine Fülle sehr unterschiedlicher Symptome äußern kann. Allen gemeinsam ist die Tatsache einer **Störung des vegetativen Nervensystems** als Folge einer chronischen langandauernden Überreizung.

Folgende Symptome sind Anzeichen einer nervös bedingten Störung:
- Innere Unruhe, Rastlosigkeit,
- Konzentrationsstörungen,
- vermehrtes Schwitzen,
- feinschlägiger Tremor.

Cave: Die gleiche Symptomatik finden wir auch bei Schilddrüsenfunktionsstörungen und chronischem Alkoholabusus!

Können solche schwerwiegenden organischen Ursachen ausgeschlossen werden, ist die Therapie mit einem medizinischen Tee die Behandlung der Wahl. Sie kann, wenn nötig, durch die Verordnung eines pflanzlichen Fertigpräparates ergänzt werden. Die Tee-Therapie ist auch deshalb besonders gut geeignet, weil bereits die regelmäßige Teezubereitung einen ausgleichenden Effekt auf das Vegetativum erzeugt. Dabei wird die Beruhigung nicht tagsüber mit einer Sedierung erkauft, was für die Alltagstauglichkeit (Verkehr, Beruf!) von entscheidender Bedeutung ist.

Jede medikamentöse Therapie sollte bei diesen Patienten allerdings von **gesprächstherapeutischen Maßnahmen** und **Entspannungstechniken** begleitet werden.

2.4.2.2 Die wichtigsten, für die Behandlung geeigneten Heilpflanzen

Passionsblume (*Passiflora incarnata* L.)

Angewandte Pflanzenteile
Zur Anwendung kommt das Kraut der in Nord- und Südamerika heimischen Pflanze. Heute wird sie vor allem in tropischen und subtropischen Regionen der USA und Indiens angebaut.

Wirksame Inhaltsstoffe
Flavonoide (bis zu 2,5 Prozent, vor allem C-Glykosilverbindungen wie Vitexin), Maltol (etwa 0,05 Prozent). Ob auch die sogenannten Harmanalalkaloide dazu gehören, die eine Zeitlang für die wirkbestimmende Substanz gehalten wurden, ist umstritten.

Wirkung
Sedativum, Anxiolytikum.

Wirkmechanismus
In den Ursprungsländern wird Passionsblume gegen Angstzustände und als Spasmolytikum angewandt. Wissenschaftlich ist jedoch bisher lediglich die sedierende Wirkung von Passionsblume im Tierexperiment dokumentiert. Ein hypnotisch-sedativer Effekt eines Passiflora-Extraktes konnte außerdem an Probanden gezeigt werden.

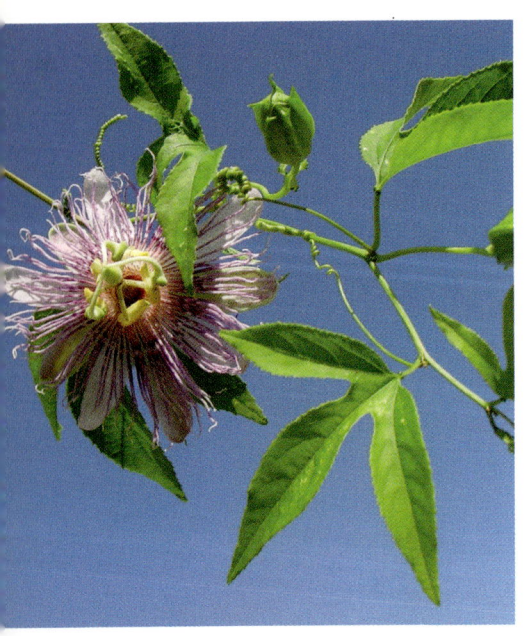

Art der Anwendung
Passiflora wird häufig als Kombinationspartner verwendet, sowohl in medizinischen Tees als auch in Fertigarzneimitteln.

Monographie
Von der Kommission E und ESCOP positiv monographiert. Anwendungsgebiete der Monographie der Kommission E: Nervöse Unruhezustände.

Dosierung
Die Empfehlung der Monographie der Kommission E lautet: Die mittlere Tagesdosis beträgt 4 bis 8 g Droge.

Lagerungshinweise
Vor Licht und Feuchtigkeit schützen.

Melisse (*Melissa officinalis* L.)

Angewandte Pflanzenteile
Verwendet werden die Blätter der in Kulturen angebauten Pflanzen. Für die Qualität und die Konzentration der Wirkstoffe ist es entscheidend, ob die Blätter – möglichst ohne Stängel – aus dem ersten oder dem zweiten Schnitt stammen. Außerdem kann der Anteil am ätherischen Öl je nach Herkunftsland der Pflanze stark schwanken. Da Melisse auch nutritiv genutzt wird, werden große Flächen angebaut, die nicht immer den Anforderungen des Arzneibuchs entsprechen. Bei Drogen, die zum medizinischen Gebrauch bestimmt sind, muss darauf geachtet werden, ob der Rohstoff die Arzneibuch-Qualitätskriterien erfüllt.

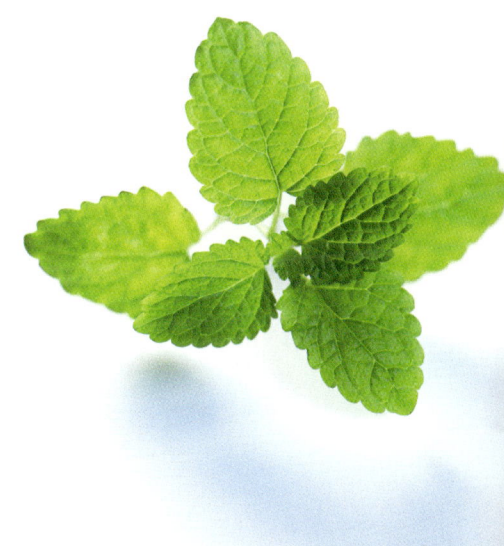

Wirksame Inhaltsstoffe
Ätherisches Öl, Gerbstoffe, Flavonoide.

Wirkung
Karminativum, Sedativum, Spasmolytikum.

Wirkmechanismus
Am besten untersucht ist die (leicht) sedative Wirkung des ätherischen Öls, die auch experimentell bestätigt werden konnte. Was die magenberuhigenden Eigenschaften der Droge anbetrifft, wird angenommen, dass sie auf die enthaltenen Labiatengerbstoffe zurückzuführen sind.

Art der Anwendung
Die Droge wird vor allem als Kombinationspartner für Tees verwendet. Melissenblätter sind ein Bestandteil zahlreicher Teekombinationen mit unterschiedlichen Indikationen. Die Bandbreite reicht vom Einsatz gegen gastrointestinale Probleme bis hin zu nervös bedingten Beschwerden.

Monographie
Von der Kommission E und ESCOP positiv monographiert.
Anwendungsgebiete der Monographie der Kommission E: Nervös bedingte Einschlafstörungen, funktionelle Magen-Darm-Beschwerden.

Dosierung

Die Empfehlung der Monographie der Kommission E lautet: 1,5 bis 4,5 g Droge auf 1 Tasse Wasser als Aufguss, mehrmals täglich trinken.

Lagerungshinweise

Vor Licht und Feuchtigkeit schützen, nicht zu lange lagern (ätherisches Öl!).

Johanniskraut (*Hypericum perforatum* L.)

Angewandte Pflanzenteile

Zur Anwendung kommt das Kraut der vorwie-
gend aus Wildsammlung stammenden Pflanzen.
In den letzten Jahren hat sich auch ein kontrol-
lierter Anbau etabliert, der es möglich macht, das
Kraut zum optimalen Zeitpunkt, zu Beginn der
Blütezeit, zu ernten.

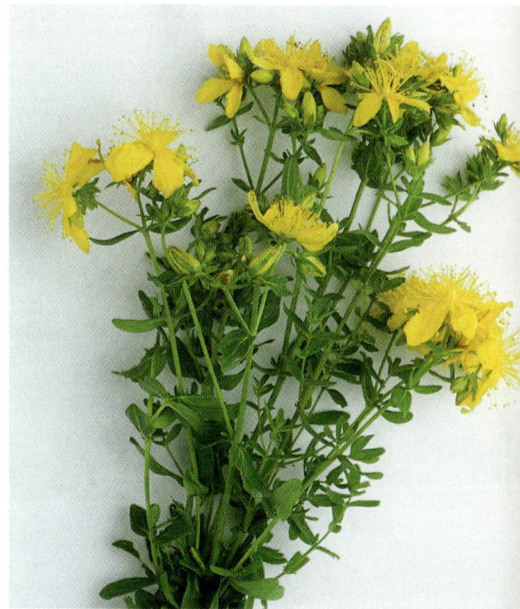

Wirksame Inhaltsstoffe

Hypericin, Hyperforin, Flavonoide, Gerbstoffe.

Wirkung

Antidepressivum.

Wirkmechanismus

Johanniskraut gehört zu den am besten untersuchten Drogen weltweit. Es gibt sowohl eine
umfangreiche Literatur zur Pharmakologie der
einzelnen Inhaltsstoffe als auch zahlreiche klinische Studien zu seiner Wirksamkeit.

Die eine zeitlang hitzig geführte Kontroverse darüber, ob Hypericin oder
Hyperforin die wirkbestimmende Substanz ist, dürfte heute beigelegt sein.
Man nimmt inzwischen an, dass die dokumentierte klinische Wirksamkeit
nicht auf eine Substanz zurückgeführt werden kann, sondern das Ergebnis
des Zusammenspiels der drei wichtigsten Inhaltsstoffe bzw. Substanzgruppen
ist – Hypericin, Hyperforin und Flavonoide.

Art der Anwendung

Früher wurde Johanniskraut vor allem als Tee breit genutzt. Seit es die gut
beforschten hochwirksamen standardisierten Präparate aus Johanniskraut-
Extrakten gibt, wird diese Droge als Antidepressivum vor allem in Form von
Dragees und Kapseln verwendet, gelegentlich auch als Partner in Kombinationspräparaten.

Besondere Hinweise

Für Johanniskrautzubereitungen gelten einige Anwendungseinschränkun-
gen. Die gleichzeitige Gabe von Ciclosporin, Tacrolimus, Indinavir und
anderen Proteaseinhibitoren in der HIV-Behandlung ist kontraindiziert.
Das gleiche gilt für die Anwendung von Irinotecan und anderen Zytostatika.

Hochdosiertes Johanniskraut kann außerdem die Wirkung von Antikoagulanzien vom Cumarin-Typ abschwächen.

Als Nebenwirkung nach Johanniskrauteinnahme ist eine Erhöhung der Lichtempfindlichkeit der Haut sowie Magen-Darm-Beschwerden möglich.

Monographie

Von der Kommission E und ESCOP positiv monographiert.

Anwendungsgebiete der Monographie der Kommission E: Psychovegetative Störungen, depressive Verstimmungszustände, Angst und/oder nervöse Unruhe.

Dosierung

Die Empfehlung der Monographie der Kommission E lautet: Die empfohlene Tagesdosis beträgt 2 bis 4 g Droge.

Lagerungshinweise

Tee vor Licht und Feuchtigkeit schützen, Fertigarzneimittel entsprechend den Angaben der Hersteller lagern.

2.4.2.3 Art der Anwendung

Als medizinischer Tee wird Passionsblumenkraut oder ein entsprechendes Teegemisch warm, am besten morgens getrunken. Die Einzeldosis beträgt mehrmals täglich eine Tasse.

2.4.2.4 Bewährte Rezepturen

Will man eine Teemischung für die Indikation „Nervosität" komponieren, sollte die Passionsblume vor allem mit Baldrian kombiniert werden, und zwar im Drogenverhältnis von 3 : 1.

Beispiel für eine individuelle Rezeptur:

Passiflorae herb.	(Passionsblumenkraut)	60,0
Valerianae rad.	(Baldrianwurzel)	20,0
Menthae pip.fol.	(Pfefferminzblätter)	20,0

M.f.spec. D.S. Dosierung: 2 Teelöffel Drogengemisch mit 250 ml kochendem Wasser übergießen, 10 Minuten ziehen lassen, abseihen. Morgens und am frühen Nachmittag zwei bis drei Tassen langsam trinken.

2.4.2.5 Fertig-Kombinationen

Auch im Falle eines Monotees bieten medizinische Fertigtees aus der Apotheke dem Patienten den Vorteil einer genaueren Dosierung und einer leichteren Zubereitung. Ein Fertigtee besitzt deshalb in der Regel auch eine höhere therapeutische Wirksamkeit.

Als ein Beispiel für einen gut begründeten Fertigtee sei der Sidroga Beruhigungstee genannt.

Sidroga Beruhigungstee   (Sidroga)

Zusammensetzung:
Arzneilich wirksame Bestandteile: Passionsblumenkraut.

Anwendungsgebiet:
Bei nervöser Unruhe.

Gegenanzeigen:
Bekannte Überempfindlichkeit gegen Schafgarbe und andere Korbblütler.

Wechselwirkungen:
Keine bekannt.

Nebenwirkungen:
Keine bekannt.

Dosierung:
Zwei bis viermal täglich eine Tasse des wie folgt bereiteten Tees trinken: 1 Filterbeutel wird mit siedendem Wasser übergossen (150 ml) und 10 bis 15 Minuten ziehen gelassen.

Tee-Therapie auf einen Blick

Indikation	Nervosität
Therapiedauer	einige Wochen bis Monate
Prävention	Stressminderung
Dosierung	mehrmals täglich eine Tasse
Anwendung bei Kindern	halbe Dosis
Anwendung bei Senioren	besonders gut geeignet, oft reicht die halbe Dosis
Geeignete Drogen	Passiflora, Melisse, Johanniskraut
Besonders zu beachten	die Tee-Therapie sollte immer von gesprächstherapeutischen Maßnahmen und Entspannungstechniken begleitet werden

2.5 Bewegungsapparat

Beschwerden des Bewegungsapparates haben epidemieartige Ausmaße angenommen. Das ist nicht allein auf die höhere Lebenserwartung zurückzuführen, sondern vor allem auf die **bewegungsarme Lebensweise** der Bürger aus Industriegesellschaften, die oft mit beruflichem Stress einhergeht. Auch bei jüngeren Erwachsenen und sogar bei Kindern finden wir inzwischen Beschwerden des Bewegungsapparats, die meist als Rückenschmerzen oder Haltungsschwächen auffallen und in der Regel auf Bewegungsmangel und Stress zurückgehen.

Ein besonderes Problem stellt bei der Therapie die mangelnde Belastbarkeit des Bindegewebes dar, die sich vor allem beim Freizeitsport in Form von Unfällen und Verschleißerscheinungen bemerkbar macht. Die meisten Schmerzprobleme des Bewegungsapparates jedoch gehen auf muskulöse Verspannungen oder Myogelosen zurück. In diesen Fällen sollte die Therapie stets beide Komponenten vereinen – **Entspannung** und **Analgesie** – denn sie triggern sich gegenseitig. Zur Entspannung sind Techniken wie autogenes Training, aber auch die Verabreichung entsprechender Tees (siehe Kapitel 2.4.2) bestens geeignet. Zur Schmerzlinderung sollte Biofeedback in Verbindung mit einer medikamentösen Maßnahme eingesetzt werden. Auch hier kann – allerdings nur begleitend – ein medizinischer Tee verordnet werden. Unbedingt notwendig ist körperliches Training, das als Primär- und Sekundärprävention anzusehen ist.

Degenerative Veränderungen des Bewegungsapparates sind in der Regel Erkrankungen der zweiten Lebenshälfte. Die ihnen zugrundeliegenden Prozesse sind langfristig, deren Therapie muss daher ebenfalls langfristig ausgerichtet sein. In den meisten Fällen wird sie sogar lebenslang erfolgen müssen. Gerade deshalb ist hier die Verträglichkeit eines der wesentlichen Qualitätsmerkmale. Leider sind die chemisch-synthetischen Antirheumatika dosisabhängig schlecht bis sehr schlecht verträglich. Je mehr also deren Dosis durch die Gabe von Fertigpräparaten aus Teufelskralle und Weidenrinde, oder durch die Verabreichung eines medizinischen Tees verringert werden kann, desto besser.

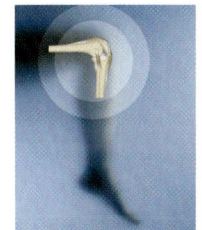

2.5.1 Rheumatismus
2.5.1.1 Allgemeine medizinische Hinweise

Unter dem Begriff Rheumatismus wird in der Praxis ein ganzer Komplex von schmerzhaften Beschwerden des Bewegungsapparates verstanden, die sehr **unterschiedlicher Genese** sind – sowohl degenerativ als auch entzündlich – und sich auch im Verlauf wesentlich voneinander unterscheiden.

Keine Indikation für die Tee-Therapie ist die **rheumatische Arthritis** und ihre Unterformen. Diese autoimmun gesteuerte chronische Erkrankung ist manchmal selbst mit starken synthetischen Präparaten nicht befriedigend zu behandeln. Auch wenn diese Medikamente beträchtliche Nebenwirkungen produzieren und in vielen Fällen langfristig sogar Ursache tödlicher Komplikationen sind, ohne kausal zu wirken, gibt es zu ihnen keine wirklichen Alternativen.

Anders verhält es sich bei den **degenerativen Formen**. Hier können pflanzliche Zubereitungen – als Tees oder als Fertigarzneimittel – die konventionelle Therapie unterstützen bzw. sinnvoll ergänzen. Darüber hinaus sind physikalischen Maßnahmen und Bewegungstherapie angezeigt.

2.5.1.2 Die wichtigsten, für die Behandlung geeigneten Heilpflanzen

Weidenrinde (*Salix purpurea* L., *Salix daphnoides* VH.)

Angewandte Pflanzenteile

Verwendet wird die Rinde verschiedener salicin-reicher Weidenarten, vor allem der Salix purpurea und Salix daphnoides. Früher wurden vor allem wild wachsende Bäume genommen, heute stammen die hochwertigen Drogen überwiegend aus Kulturen.

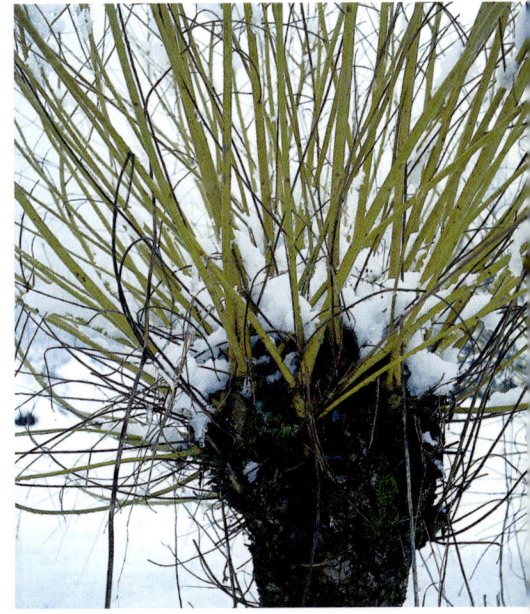

Wirksame Inhaltsstoffe

Phenolglykoside (bis zu 11 Prozent, insbesondere Salicin und andere Salicylate), Gerbstoffe (bis zu 20 Prozent), Flavonoide.

Wirkung

Antipyretikum, Antirheumatikum, Analgetikum.

Wirkmechanismus

Die in der Weidenrinde enthaltenen Salicylate haben ein mit der synthetisch hergestellten Salicylsäure vergleichbares Wirkprofil. Die Dosis an Salicylaten, die bei einer Weidenrinde-Applikation eingenommen werden, ist jedoch relativ gering, so dass die aus alter Literatur bekannten und in neuester Zeit durch Experimente und klinische Studien bestätigten antirheumatischen Effekte nicht alleine durch die Wirkung der Salicylate erklärt werden können. Man nimmt daher an, dass in der Weidenrinde noch weitere, bisher nicht identifizierte Inhaltsstoffe enthalten sind, die zu der Salicylsäure-ähnlichen Wirkung der Droge beitragen.

Art der Anwendung

Weidenrinde wird als Tee angewendet oder ist in Form von Extrakten in Fertigpräparaten zur Monotherapie zu haben.

Besondere Hinweise

Bei Überempfindlichkeit gegen Salicylate oder andere Antirheumatika, und bei Neigung zu Allergien ist Weidenrinde kontraindiziert, genauso wie im letzten Drittel der Schwangerschaft. Bei Glucose-6-Phosphat-Dehydrogenase-Mangel, bei Magen-Darm-Geschwüren, bei vorgeschädigter Niere oder bei schweren Leberfunktionsstörungen sollte sie nur nach Rücksprache mit dem Arzt angewandt werden.

Bei empfindlichen Personen können Magen-Darm-Beschwerden auftreten, gelegentlich kommt es zu Überempfindlichkeitsreaktionen an der Haut. Bei empfindlichen Personen können auch asthmatische Anfälle auftreten.

Monographie

Von der Kommission E und ESCOP positiv monographiert.
Anwendungsgebiete der Monographie der Kommission E: Fieberhafte Erkrankungen, rheumatische Beschwerden, Kopfschmerzen.

Dosierung

Die Empfehlung der Monographie der Kommission E lautet: Die mittlere Tagesdosis beträgt 6 bis 10 g Droge.

Lagerungshinweise

Vor Licht und Feuchtigkeit schützen.

Teufelskralle (*Harpagophytum procumbens* DC.)

Angewandte Pflanzenteile
Angewandt wird die Wurzel der afrikanischen Teufelskralle, die überwiegend aus Wildsammlung stammt.

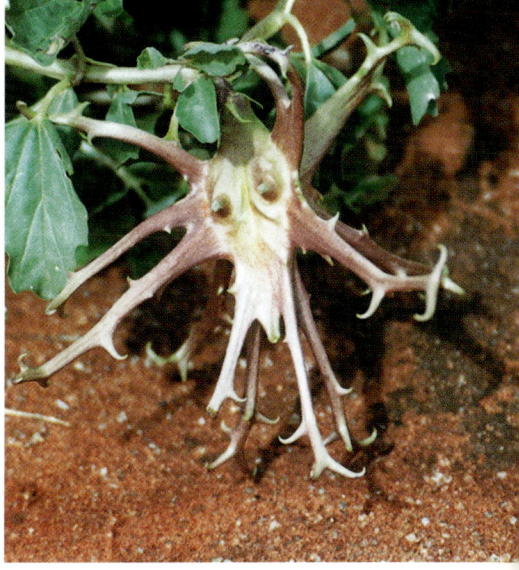

Wirksame Inhaltsstoffe
Iridoide (vor allem bis zu 2 Prozent die Iridoidglykoside Harpagosid, Procumbid, Harpagid), wasserlösliche Kohlenhydrate (bis zu 70 Prozent).

Wirkung
Antirheumatikum, Analgetikum.

Wirkmechanismus
In Untersuchungen der letzten Jahre konnten in Tierexperimenten antiphlogistische und antiexsudative Effekte der Droge gezeigt werden. Ob diese Wirkung jedoch ausschließlich auf Harpagosid oder auch auf andere Inhaltsstoffe zurückgeführt werden kann, ist bisher ungeklärt.

Für den klinischen Einsatz gibt es Studien, die eine Wirksamkeit bei nicht genau definierten rheumatischen Beschwerden dokumentieren, und zwar sowohl bei Arthritiden als auch bei Arthrosen.

Art der Anwendung
Die Teezubereitung bildet eher die Ausnahme. Teufelskralle kommt vor allem in Fertigpräparaten zum Einsatz.

Besondere Hinweise
Bei Magen- und Zwölffingerdarmgeschwüren ist Teufelskralle kontraindiziert.

Monographie
Von der Kommission E und ESCOP positiv monographiert.
Anwendungsgebiete der Monographie der Kommission E: Appetitlosigkeit, dyspeptische Beschwerden, unterstützende Therapie degenerativer Erkrankungen des Bewegungsapparates.

Dosierung

Die Empfehlung der Monographie der Kommission E lautet: Die mittlere Tagesdosis beträgt 8 bis 12 g Droge.

Lagerungshinweise

Vor Licht und Feuchtigkeit schützen.

2.5.1.3 Art der Anwendung

Die Anwendung eines Rheumatees erfolgt, der Chronizität der Erkrankung entsprechend, über einen längeren Zeitraum, in jedem Falle einige Monate. Er kann durchaus auch lebenslang begleitend getrunken werden.

Der Tee kann etwas gesüßt werden, am besten mit Honig. Man trinkt drei bis vier Tassen über den Tag verteilt, wegen der laxierenden Wirkung schwerpunktmäßig am Vormittag. Für Kinder unter 12 Jahren sind Rheumatees nicht geeignet.

2.5.1.4 Bewährte Rezepturen

Neben einer direkten antiphlogistischen und analgetischen Wirkung sollten im Idealfall auch immer ausscheidungsfördernde Effekte erzielt werden. Die sogenannte Blutreinigung unterstützt nach Vorstellung der Naturheilkunde auch die Ausschleusung von Ablagerungen an Gelenken. Das geschieht durch eine Intensivierung von stoffwechselbedingten Ausscheidungsvorgängen, an denen besonders das Gallen- und Nierensystem beteiligt sind.

Typische Beispiele für Rheumatees sind folgende individuelle Rezepturen:

1. Urticae herb. (Brennnesselkraut)
   Dulcamarae stipit. (Bittersüßstengel)
   Caricis rhiz. (Rote Queckenwurzel)
   Sennae fol. (Sennesblätter)
   Foenicul. fruct. (Fenchelfrüchte) aa 50,0
   M.f.spec. D.S. Dosierung: 1 bis 2 Esslöffel mit kochendem Wasser übergießen und 10 bis 15 Minuten ziehen lassen. Über den Tag verteilt warm trinken.

2. Taraxaci rad. cum herb. (Löwenzahnwurzel mit Kraut)
   Juniperi fruct. (Wacholderbeeren)
   Sennae fol. (Sennesblätter)
   Carvi fruct. (Kümmel) aa 50,0
   M.f.spec. D.S. Dosierung: 1 bis 2 Esslöffel mit kochendem Wasser übergießen und 10 bis 15 Minuten ziehen lassen. Über den Tag verteilt warm trinken.

2.5.1.5 Fertig-Kombinationen

Auch Monotees sind als medizinische Fertigtees in der Apotheke zu haben. Auch im Falle eines Monotees bieten sie dem Patienten Vorteile. Vor allem die genauere Dosierung und leichtere Zubereitung führt dazu, dass ein Fertigtee in der Regel eine höhere therapeutische Wirksamkeit besitzt als lose Drogen.

Als ein Beispiel für einen gut begründeten Fertigtee sei der Sidroga Rheumatee genannt.

Sidroga Rheumatee (Sidroga)

Zusammensetzung:
Arzneilich wirksame Bestandteile: Weidenrinde. Sonstige Bestandteile: Zitronengras, Grapefruit-Aroma.
Anwendungsgebiet:
Bei rheumatischen Beschwerden.
Gegenanzeigen:
Überempfindlichkeit gegen Salicylate oder andere Entzündungshemmer bzw. Antirheumatika, Neigung zu Allergien, Asthma bronchiale. Bei Glucose-6-Phosphat-Dehydrogenase-Mangel, bei Magen-Darm-Geschwüren, bei vorgeschädigter Niere oder bei schweren Leberfunktionsstörungen nur nach Rücksprache mit dem Arzt.
In den ersten 6 Monaten der Schwangerschaft nur nach Rücksprache mit dem Arzt, im letzten Drittel ist Weidenrinde kontraindiziert.
Wechselwirkungen:
Keine bekannt.
Nebenwirkungen:
Bei empfindlichen Personen sind Magen-Darm-Beschwerden wie Übelkeit und Magenschmerzen möglich. Gelegentlich können Überempfindlichkeitsreaktionen (vor allem bei Asthmatikern) auftreten, die sich als Asthmaanfall oder Erythem oder Juckreiz und Urtikaria äußern können.
Dosierung:
1 Filterbeutel wird mit siedendem Wasser (150 ml) übergossen und bedenkt etwa 10 Minuten ziehen gelassen. Dreimal täglich eine Tasse des frisch bereiteten Tees trinken.

Tee-Therapie auf einen Blick

Indikation	rheumatische Beschwerden
Therapiedauer	langfristig, Monate bis Jahre
Prävention	ausreichend Bewegung
Dosierung	dreimal täglich eine Tasse Tee
Anwendung bei Kindern	für Kinder unter 12 Jahren nicht geeignet
Geeignete Drogen	Weidenrinde, Mittel für Durchspülungstherapie
Besonders zu beachten	bei Überempfindlichkeit gegen Salicylate oder andere Antirheumatika und bei Neigung zu Allergien ist *Weidenrinde* kontraindiziert, genauso im letzten Drittel der Schwangerschaft
	bei Glucose 6-Phosphat-Dehydrogenase-Mangel, Magen-Darm-Geschwüren, Nierenschäden oder bei schweren Leberfunktionsstörungen nur nach Rücksprache mit dem Arzt
	bei empfindlichen Personen sind Magen-Darm-Beschwerden möglich, Gelegentlich können Überempfindlichkeitsreaktionen auftreten

3 Hinweise zur Drogenqualität, Lagerung und Zubereitung

3.1 Medizinische Tees und Tee als Genussmittel

Die Praxis der Zubereitung wässriger Extraktionen aus Heilpflanzen zu medizinischen Zwecken reicht bis in die Antike zurück. Im Mittelalter erfreuten sich Heilkräuteraufgüsse und -abkochungen besonders im Rahmen der Klostermedizin einer großen Beliebtheit.

Der Begriff „Tee" – ursprünglich aus dem chinesischen „t´e" abstammend – kam dagegen erst im 17. Jahrhundert nach Europa. Zunächst verstand man unter einem Tee ausschließlich eine Zubereitung aus Schwarzteeblättern, erst mit der Zeit wurde die Bedeutung des Wortes allmählich auch auf Zubereitungen aus getrockneten Teilen anderer Pflanzen erweitert. Heute wird in der Umgangssprache als „Tee" nicht die Zubereitung einer bestimmten Pflanzenart verstanden, sondern eine bestimmte Zubereitungsart – nämlich der Aufguss mit heißem Wasser (siehe 3.3).

Nach dem geltenden Lebensmittelrecht dagegen dürfen in Deutschland als „Tee" ausschließlich Blattknospen, junge Blätter und junge Triebe des Teestrauchs (Camellia sinensis L.) verkauft werden, sowohl naturbelassen als auch bearbeitet (z.B. aromatisiert). Getrocknete Teile anderer Pflanzen dagegen, die dazu bestimmt sind, nach Aufguss mit warmen Wasser als Genussmittel konsumiert zu werden, dürfen die Bezeichnung „Tee" nur in Verbindung mit der eindeutigen Angabe der Pflanze tragen, aus der sie hergestellt sind – so z. B. Brombeerblättertee oder Malvenblütentee.

Medizinische Tees unterscheiden sich von Lebensmitteltees grundsätzlich dadurch, dass sie eine behördliche Zulassung besitzen und den strengen Bestimmungen des Arzneimittelgesetzes (AMG) unterliegen.

Das bedeutet,

- die Droge muss den Bestimmungen des Deutschen Arzneibuches (DAB) bzw. Europäischen Arzneibuches (Ph. Eur.) entsprechen, was eine gleichbleibende Qualität garantiert,
- dort, wo fixe Mischungen angeboten werden, muss die Kombination eine rationale Grundlage haben und
- soweit Indikationen genannt werden, müssen sie dokumentiert sein.

In den letzten Jahren ist Teetrinken in Mode gekommen. Man konsumiert jedoch mittlerweile nicht nur den schwarzen Tee oder einen aromatisierten schwarzen Tee gerne, sondern zunehmend auch Kräutertees. Deshalb gibt es im Lebensmittelhandel auch immer mehr Tees aus Heilpflanzen wie z.B. Kamillentee, Pfefferminztee usw. Als Genussmittel sind sie durchaus geeignet und auch unter gesundheitlichen Gesichtspunkten eher sinnvoll, weil sie zu einer verstärkten Flüssigkeitsaufnahme führen und möglicherweise einem zusätzlichen Konsum süßer oder alkoholischer Getränke vorbeugen. Als Heilmittel sind sie jedoch ungeeignet.

Qualitativ hochwertig und zur Therapie von Erkrankungen geeignet sind dagegen medizinische Tees aus der Apotheke. Die Apotheken sind schon deshalb die richtigen Vertriebsorte für diese Produkte, weil sie eine angemessene Handhabung von Arzneimitteln garantieren. Und medizinische Tees sind, richtig angewendet, vollwertige Arzneimittel. Neben losen Drogen – derzeit werden knapp 100 unterschiedliche Heilpflanzen bzw. -pflanzenteile in den Apotheken vorrätig gehalten – gibt es auch apothekenpflichtige Arzneitees bzw. Fertigmischungen in Form von Teebeuteln.

Sie bieten den Patienten einige Vorteile:
- Bei Monotees garantiert der portionsweise gefüllte Teebeutel die richtige Dosis jeder einzelnen Zubereitung.
- Bei Kombinationstees sichert er die Einhaltung der Rezeptur, indem er verhindert, dass sich der Tee entmischt.
- Bei Ätherisch-Öl-Drogen schützt die Versiegelung des Teebeutels vor unnötigen Verlusten an diesen flüchtigen Wirkstoffen.
- Die Handhabung von Teebeuteln ist einfacher als von losen Drogen, was besonders den Bedürfnissen älterer Patienten entgegenkommt.

Ist eine ärztliche Verordnung medizinischer Tees heute noch möglich?
Prinzipiell kann der Arzt bei Bedarf auch Kassenpatienten sowohl eine Individualrezeptur als auch einen medizinischen Fertigtee aus der Apotheke verordnen. Seit Januar 2004 kann er das allerdings nicht mehr zu Lasten der gesetzlichen Krankenkasse (GKV) tun.
Derzeit stehen ihm folgende zwei Möglichkeiten zur Verfügung:
- das Privatrezept und
- das Grüne Rezept.

Für beide Rezeptformen gilt, dass die dort verordneten Medikamente von den Patienten selbst voll getragen werden müssen, gegenüber einem Kassenrezept muss aber keine Rezeptgebühr entrichtet werden. Außerdem sollte der Arzt bei der Verordnung seine Patienten darauf aufmerksam machen, dass sie die vom Apotheker quittierten Rezepte steuerlich geltend machen können.

3.2 Drogenqualität und Lagerung

Die Drogenqualität spielt in der Phytotherapie insgesamt eine wichtige, in der Tee-Therapie aber eine zentrale Rolle. Damit therapeutische Wirksamkeit und Sicherheit einer Tee-Therapie garantiert werden können, müssen folgende Bedingungen erfüllt sein:

- Die Droge muss einen optimalen Standort für ihr Wachstum haben.
- Der Anbau sollte unter kontrollierten Bedingungen stattfinden. Die Anwendung von Pestiziden muss stark eingeschränkt bleiben, die Anforderungen der Arzneibuch-Monographien sind einzuhalten.
- Bei Wildsammlungen sollten sowohl die pharmazeutischen als auch die ökologischen Gesichtspunkte zum Tragen kommen.
- Der optimale Zeitpunkt der Ernte ist einzuhalten.
- Das Trocknungsverfahren darf weder zu heiß noch zu langsam erfolgen.

Für die **Produktqualität** ist zusätzlich wichtig darauf zu achten, dass nur wirksame Bestandteile verwendet werden. Sollten beispielsweise nach der Rezeptur „Blätter mit Blüten" zur Anwendung kommen, dürfen weder Stängel noch andere – in der Regel im Einkauf billigere – Pflanzenteile beigemischt sein.

Ein besonderes Problem kann sich bei pflanzlichen Drogen durch **Kontamination** mit Schwermetallen oder mikrobiellen Keimen ergeben. In letzter Zeit gab es einige Fälle, in denen exotische Kräutermischungen bei den Verbrauchern ernsthafte gesundheitliche Schäden verursachten. Es handelte sich durchwegs um Produkte, die per Versand aus dem Ausland nach Deutschland gelangten. Gerade diese Fälle machen deutlich, warum medizinische Tees am besten über Apotheken in Arzneibuch-Qualität bezogen werden sollten. Die gesetzlichen Bestimmungen, denen vor allem die medizinischen Fertigtees unterworfen sind, schließen derartige Zwischenfälle aus.

Bei der **Lagerung** und Aufbewahrung von medizinischen Tees ist es wichtig vor allem darauf zu achten, dass die getrocknete Droge vor Licht und Feuchtigkeit geschützt bleibt. Da bei höheren Temperaturen der Abbauprozess der Wirkstoffe beschleunigt wird, ist es außerdem notwendig, die Lagerungstemperatur (in den Arzneibüchern für die einzelne Droge jeweils genau definiert) einzuhalten. Zu Hause sollten die Patienten ihren Tee am besten in luftdichten und lichtundurchlässigen Behältern an einem kühlen Ort aufbewahren. Fertige medizinische Tees in versiegelten Beuteln ersparen den Patienten diese Probleme. Sie sind bereits luft- und aromadicht verpackt und ermöglichen durch die gut berechenbare Portionierung die Vorratshaltung so zu berechnen, dass keine unnötig langen Lagerungszeiten zu Hause entstehen. In Unterschied zum losen Tee, der in der Regel zu Hause in einen eigenen Behälter umgefüllt wird, sind die Packungen mit Fertigtees mit Haltbarkeitsangaben versehen.

Für einen qualitativ hochwertigen Tee ist außerdem der jeweils optimale **Grad der Zerkleinerung** charakteristisch. Weder pulverisierte, noch zu grob geschnittene Drogenteile sind geeignet, die Wirkstoffe richtig zu transportieren.

3.3 Art der Zubereitung und der Anwendung

Eine adäquate Zubereitung ist beim medizinischen Tee eine wichtige Voraussetzung für seine Wirksamkeit.

Grundsätzlich gibt es drei Möglichkeiten eine wässrige Extraktion herzustellen:

- Aufguss (Infus),
- Abkochung (Decoct),
- Kaltauszug (Mazerat).

Die meisten Drogen, bei denen Blätter, Blüten oder Samen zur Anwendung kommen, eignen sich für den **Aufguss**. In der Regel wird dabei die vorgeschriebene Drogenmenge mit kochendem Wasser übergossen und wenn nicht anders angegeben 5 bis 10 Minuten ziehen gelassen. Bei manchen Drogen, wie beispielsweise bei den Schleimdrogen, ist es besser, kurze Zeit vor dem Aufgießen – eine bis zwei Minuten – abzuwarten, damit das Wasser etwas abkühlt. Schleimstoffe, aber auch ätherische Öle, können durch Hitze gefährdet werden. Anschließend wird der Tee abgeseiht, es sei denn, man nimmt einen Fertigtee im Teebeutel. Das Abtrennen des Tees vom Drogenrückstand nennt man seit altersher „abseihen". Dieser Begriff findet sich deshalb auch regelhaft in den ärztlichen Zubereitungsanweisungen. Früher nahm man dazu Leinentücher, heute meist ein Sieb.

Besondere Aufmerksamkeit muss man aufwenden, wenn man einen Tee aus Drogen zubereitet, die ätherische Öle enthalten. Man darf die Droge nicht mit kochendem Wasser übergießen, sondern sollte lediglich heißes Wasser nehmen und das Gefäß sofort zudecken, um den Tee die vorgeschriebene Zeit ziehen zu lassen. Sonst verflüchtigen sich die ätherischen Öle. Am einfachsten ist es, wenn man dazu eine mit einem Deckel ausgestattete Spezialtasse verwendet.

Das **Abkochung** ist vor allem bei Drogen, deren verwendete Teile holzig sind wie Wurzeln oder Rinden und bei Drogen, die viele Gerbstoffe enthalten, die richtige Zubereitungsart. Dabei empfiehlt es sich, die angegebene Drogenmenge zunächst kalt anzusetzen, allmählich zum Kochen zu bringen und sie einige Zeit – die im Rezept anzugeben ist – kochen zu lassen. Anschließend wird der Tee abgeseiht.

Der **Kaltauszug** ist eine eher seltene „Teeform". Dazu wird die vorgeschriebene Menge Droge mit kaltem Wasser angesetzt und mehrere Stunden – am besten über Nacht – bei Raumtemperatur ziehen gelassen. Anschließend wird auch dieser Tee abgeseiht. Er kann kalt oder leicht angewärmt getrunken werden.

Der Kaltauszug unterscheidet sich von einer Extraktion mit warmen Wasser hauptsächlich dadurch, dass es bestimmte Stoffe besonders schonend extrahiert, beispielsweise die Schleimdrogen. Bei Drogen, bei denen man bestimmte Inhaltsstoffe wie beispielsweise Gerbstoffe aus der Zubereitung fernhalten will, be- oder gar verhindert der Kaltauszug außerdem deren Extraktion.

Trotzdem ist diese Zubereitungsart umstritten. Ein durchaus ernstzunehmendes Problem ergibt sich aus der Gefahr einer **Kontamination** der Zubereitung mit Keimen. Die meisten Autoren empfehlen deshalb Tees grundsätzlich mit einem mindestens 60 Grad Celsius warmen Wasser zuzubereiten (was allerdings zum Abtöten von Enterobakterien nicht ausreicht) und den Kaltauszug nur ausnahmsweise, wenn es unbedingt notwendig erscheint, anzuwenden. Eine andere Möglichkeit besteht darin, den Kaltauszug nachträglich aufzukochen.

Literatur

Frohne, D. (2002) Heilpflanzenlexikon, 7. Aufl., Wissenschaftliche Verlagsgesellschaft, Stuttgart

Fintelmann, V., Menßen, H.G., Siegers, C.-P. (1989) Phytotherapie Manual, Hippokrates Verlag, Stuttgart

Fintelmann, V., Weiß, R.F. (2002) Lehrbuch der Phytotherapie, 10. Aufl., Hippokrates Verlag, Stuttgart

Hänsel, R., Haas, H. (1983) Therapie mit Phytopharmaka, Springer Verlag, Berlin

Kooperation Phytopharmaka (Hrsg. 1998), Kinderdosierungen von Phytopharmaka, 2. Auflage, Selbstverlag, Bonn

Loew, D., Rietbrock, N. (Hrsg. 1995-1999) Phytopharmaka in Forschung und klinischer Anwendung, Steinkopff Verlag, Darmstadt

Schilcher, H., Kammerer, S. (2000) Leitfaden Phytotherapie, Urban & Fischer Verlag, München

Schulz, V., Hänsel, R. (2004) Rationale Phytotherapie, 5. Aufl., Springer Verlag, Berlin

Wagner, H., Wiesenauer, M. (2003) Phytotherapie, Wissenschaftliche Verlagsgesellschaft, Stuttgart

Wichtl, M. (Hrsg., 2002) Teedrogen und Phytopharmaka, 4. Aufl., Wissenschaftliche Verlagsgesellschaft, Stuttgart

Stichwortverzeichnis